Macrobiotique Guide Book Ⅱ

マクロビオティックの

陰陽がわかる本

陰陽をココロとカラダで感じてみよう!

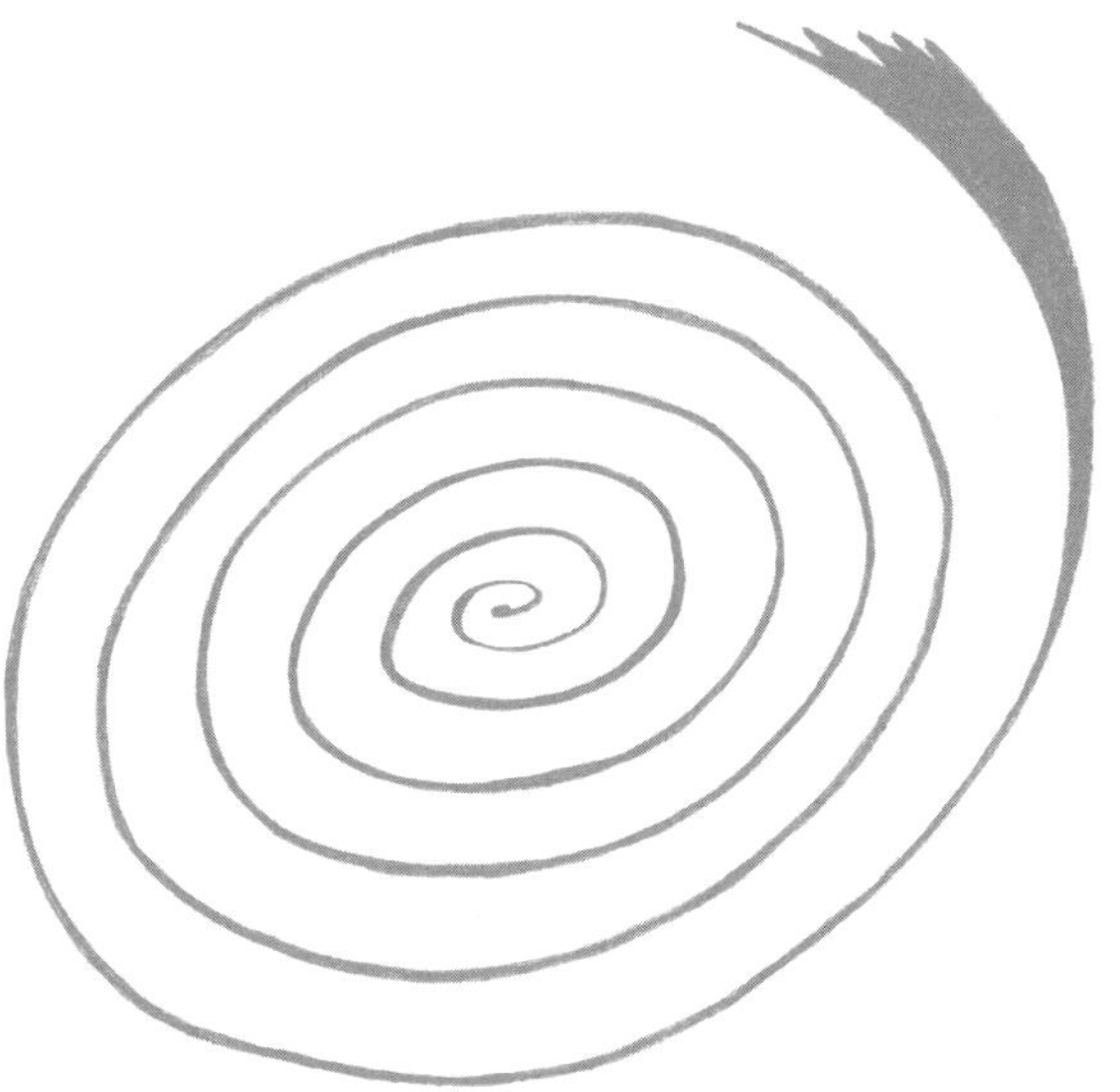

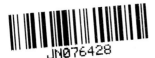

はじめに

マクロビオティックには、「身土不二」「一物全体」「陰陽調和」という三つの基本原則があります。「身土不二」と「一物全体」はよくわかるけれど、「陰陽調和」だけは少し難しいと思う人たちが多いのではないでしょうか。もしかしたら「身土不二」と「一物全体」をとりあえず守っていれば、「陰陽」はあまり考えなくてもいいかなと思う人もいるかもしれません。

この本は、そんな陰陽が少し難しいと思う人に、「陰陽はやさしくておもしろい！」ということを伝えたくて作りました。

また、マクロビオティックの陰陽は、食物や体質の陰陽判断のためにあると思っている人にも、「陰陽を人生に活かさないなんてもったいない！」という気持ちで作りました。

そもそもマクロビオティックは単なる食事法だけではありません。毎日の食事の中で陰陽の法則を体感体得し応用することで、人生を自由で楽しく生きていくための生活法です。ですからマクロビオティックを実践していて陰陽を考えないなんて、とてももったいないことなのです。

この本には、マクロビオティックの陰陽を考える上で参考になる歴史と理論をわかりやすく解説し、基本と応用例をふんだんに掲載しています。そして、この本で一番大切なのが第三章の「陰陽を感じてみよう」です。

私たちは現代教育の弊害で、どうしても陰陽を知識として捉えてしまいがちです。陰陽は常に変化する環境に対して、私たちがどのように感じて受け取るかの法則を示したものです。つまり知識ではなく、感性の法則なのです。ですから、頭だけで分析的に考えるのではなく、体や心で感じることがとても大切になるのです。第三章の中の「陰陽体感マニュアル」をぜひ実践していただきたいと思います。

また、感性の法則ということは、感じる人それぞれの答えがあるということです。第三章の「おもしろQ&A」で示される答えも決して一つではありません。読者のみなさんも一緒になっておもしろい答えを探してみてください。

最後に、本のタイトルを「陰陽がわかる本」としましたが、実はすでにみなさんは心の奥底で陰陽を知っているのです。この本がそのことに気づくヒントになれば幸いです。

日本CI協会会長
陰陽研究会代表
勝又 靖彦

二〇一五年四月

目次

プロローグ

陰陽のポーズからはじめてみよう！

この本は、マクロビオティックの陰陽を頭だけで理解するのではなく、体で感じてもらうことを最大の目的としています。この本を読む前にぜひやってもらいたいポーズがあります。

まず、しゃがんで両手を胸に納め頭を丸くしてギュッと縮こまります。両手もぐっと握って、目も口も閉じてみてください。これが陽のポーズです。今度は、立ち上がって全身を空に向かって伸ばし、両腕・両手を大きく開き、目も口も大きく開きます。これが陰のポーズです。

この2つのポーズを何回か繰り返し続けてみてください。さぁ、どんな感じですか？　この陰陽のポーズは、この本を読んでいる途中や読み終わった後にもぜひやってみてください。

また、その他にも第三章の中でいろいろな陰陽体感マニュアルを紹介していますので、そちらもぜひ実践してみてください。

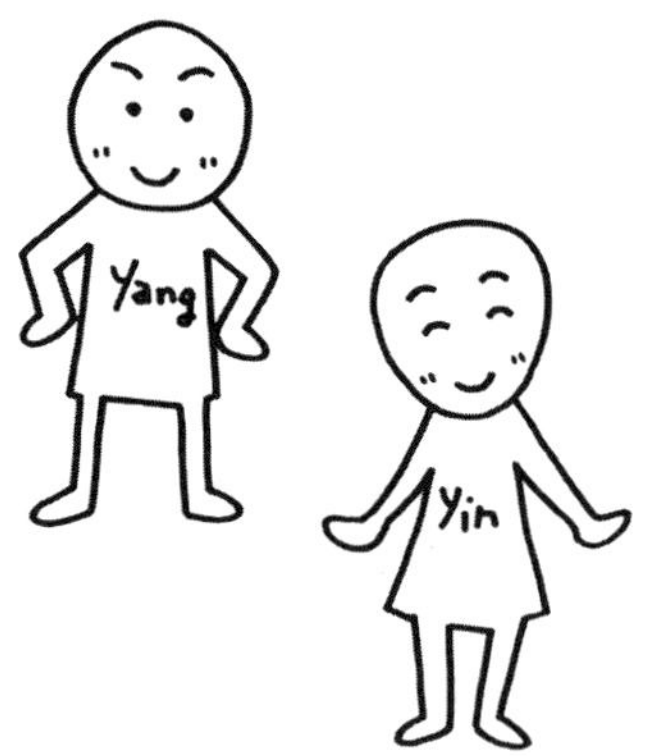

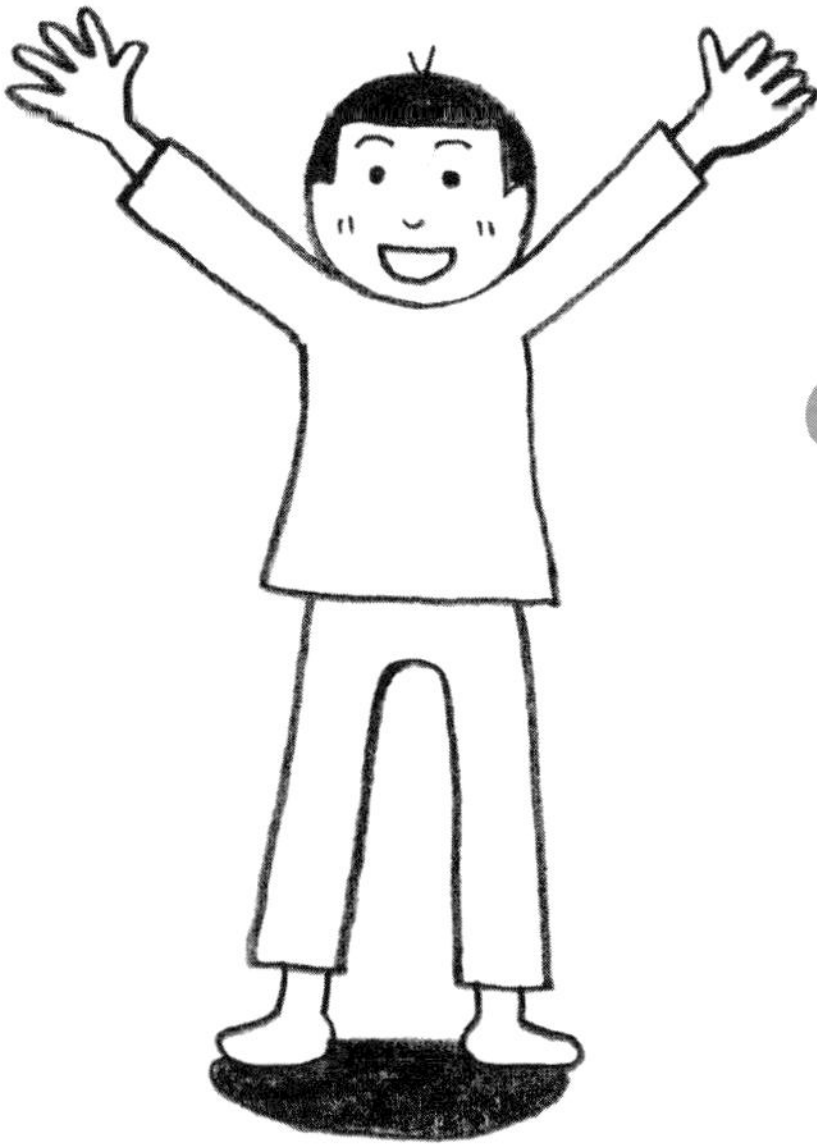

立ち上がって

全身を伸ばす

両腕・両手を大きく開く

目も口も大きく開く

陰のポーズ

しゃがんで
両手を胸に納める

頭を丸くして
ギュッと縮こまる

両手をぐっと握り
目も口も閉じる

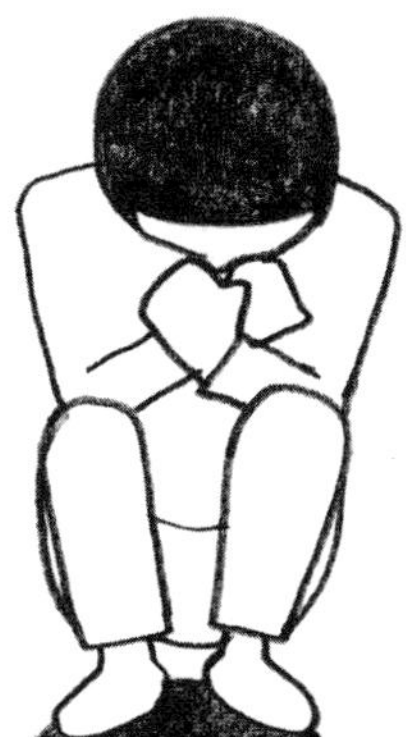

陽のポーズ

第一章 陰陽の考え方

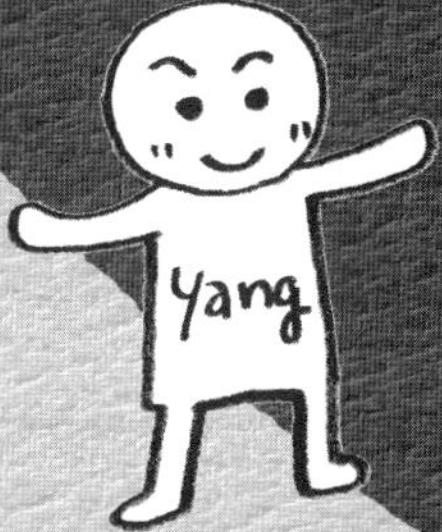

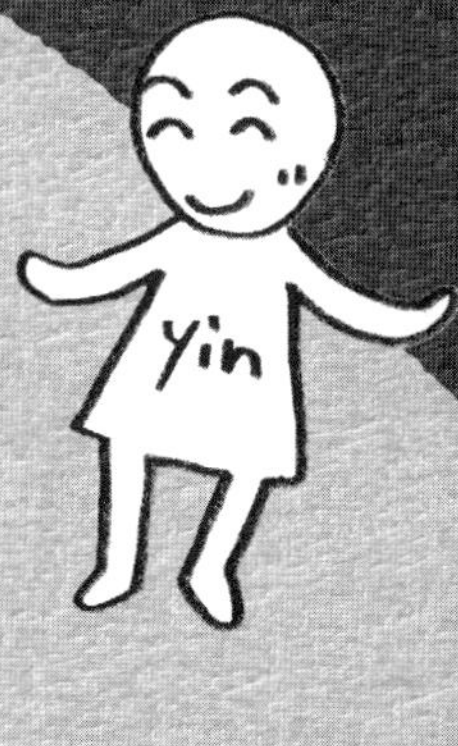

この章では陰陽の歴史から考え方を紹介しています。「宇宙の秩序」とはどういうものか。
そして「無双原理の12の定理」をわかりやすく解説しています。

マクロビオティックの陰陽（いんよう）ってなに？

みなさんの中で「陰と陽」という言葉を聞いたことがない人はいないと思います。例えば、明るく活発な人を「陽気な人」、暗くジメジメした人を「陰気な人」といったり、地名では、中国地方のことを「山陰・山陽地方」といったりします。また、病院の検査では、感染していない人を「陰性」、感染している人を「陽性」といったりもしますね。それから、最近はマンガや映画では、「陰陽師（おんみょうじ）」がとても人気です。その他にも、私たちの生活の中には、たくさんの「陰と陽」という言葉が使われています。

さて、これらの「陰と陽」とマクロビオティックの「陰陽」は同じものなのでしょうか？　それは同じものでもあるし、同じものではないともいえます。その理由を知るために、すこし陰陽の歴史を調べてみましょう。

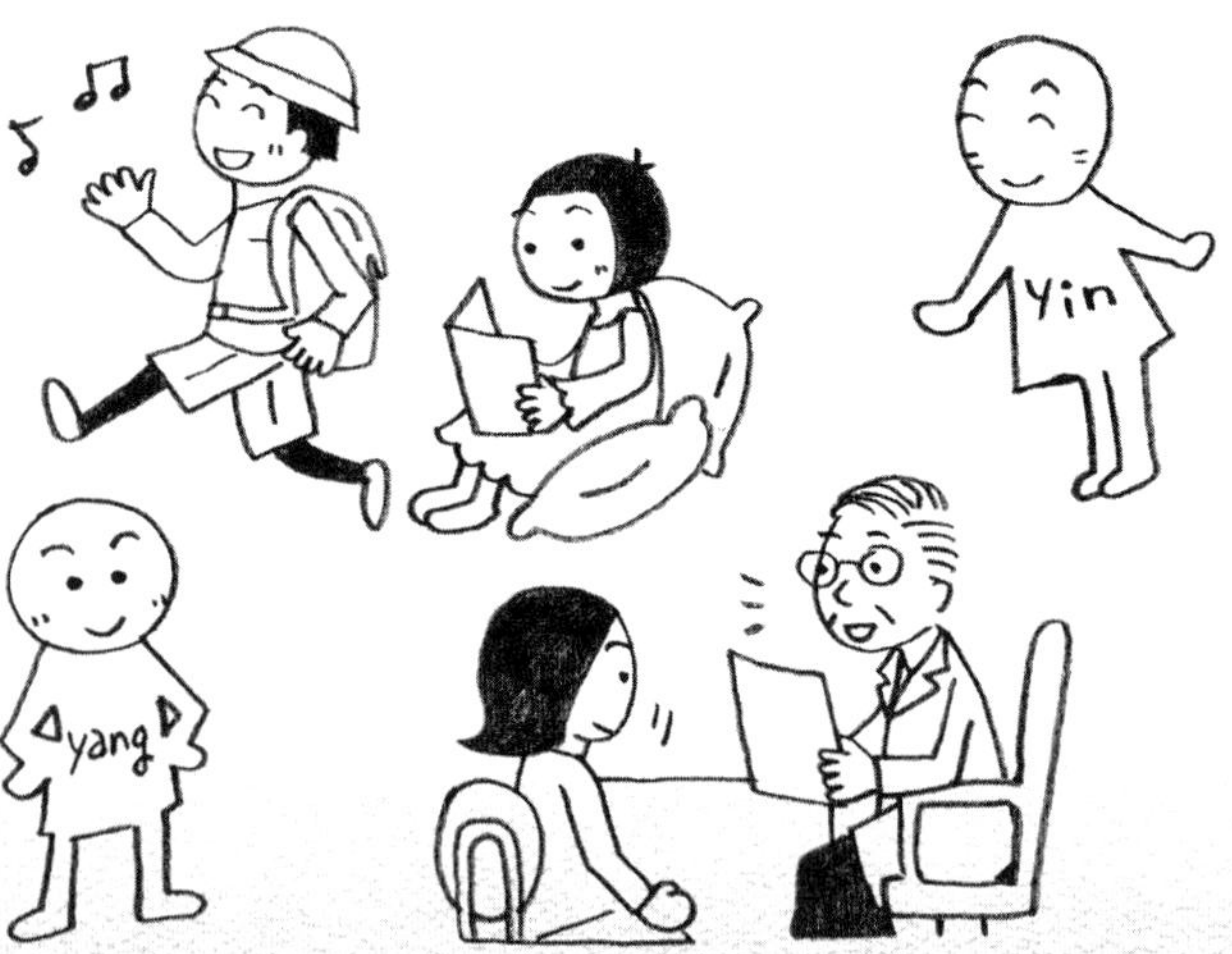

陰陽の歴史の始まり

「陰陽」という言葉自体は使われていなくてもその考え方は、人類発祥以来、世界中でさまざまな神話や模様、形で表されてきました。

特に古代中国では、伝説的な皇帝の一人、伏犠という人が、天の運行や世の中の動きなどから直感的に、宇宙には相対する2つのエネルギーがあり、「宇宙万物は陰陽より成る」と確信し、陰陽二気から生まれる四象八卦で、全ての現象を法則化することができると考えました。これが後の時代に体系としてまとめられ、「易」として中国の思想に大きな影響を与えました。この陰陽の考え方は、時代が進むにつれ、五行説など他の考え方と交わりながら、道教、儒教、陰陽道、そして中医学や風水など、中国の人たちの宗教や生活の隅々にまで浸透していったのです。

そして日本にも陰陽の考え方は、仏教伝来とともに陰陽五行思想として伝えられました。おもに陰陽道という天文や暦などから吉凶を占う占術として、平安時代にはとても盛んになりました。よく古典文学に出てくる「物忌み」や「鬼門」なども陰陽五行の考え方からきています。安倍晴明などの陰陽師が当時の国家運営に強く関わった影響で、日本の思想や文化、そして民衆の生活習慣にも陰陽や五行の考え方が浸透していったのです。

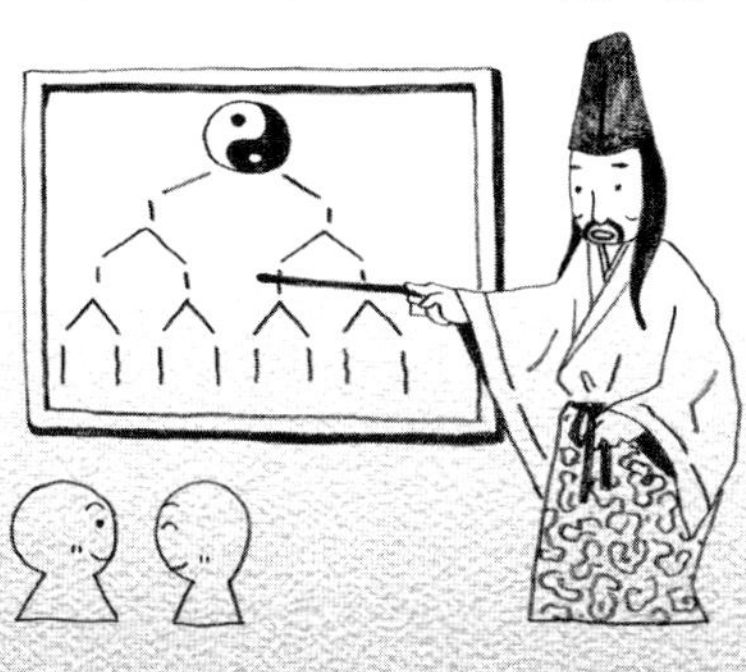

マクロビオティックの陰陽の始まり

一方、マクロビオティックの「陰陽」の考え方はどこから来ているのでしょう。その歴史は、明治時代にさかのぼります。

文明開花とともに西洋食文化の流入で健康を害した人たちを、穀物と野菜を中心とした日本の伝統食で病気を治す軍医、石塚左玄がいました。その左玄の食養法の核心には、食物の中の無機塩類であるナトリウムとカリウムのバランスが健康を左右すると考える「夫婦アルカリ論」というのがありました。

そして、大正から昭和の初めに左玄の食養法を実践し、マクロビオティックに発展させた桜沢如一は、その食物中のナトリウムとカリウムのバランスに、東洋でいわれるところの「陰と陽」の宇宙観を見出します。それはさながら伏犠が、天の運行や世の中の動きなどから直感的に、宇宙には相対する2つのエネルギーがあると捉えたかのように、桜沢も食物だけでなく、この世界の現象はすべて「陰と陽」という2つのエネルギーによって成り立つと確信したのです。

桜沢は、この陰と陽というシンプルな考え方で、健康や幸福を確立するための方法を探求するために「易」の勉強を始めます。ところが、現存する陰陽思想は、時代を経てさまざまな考え方が習合して複雑化してしまい、到底桜沢が思い描く、多くの人々が健康と幸福を確立するために簡単に応用できる原理で

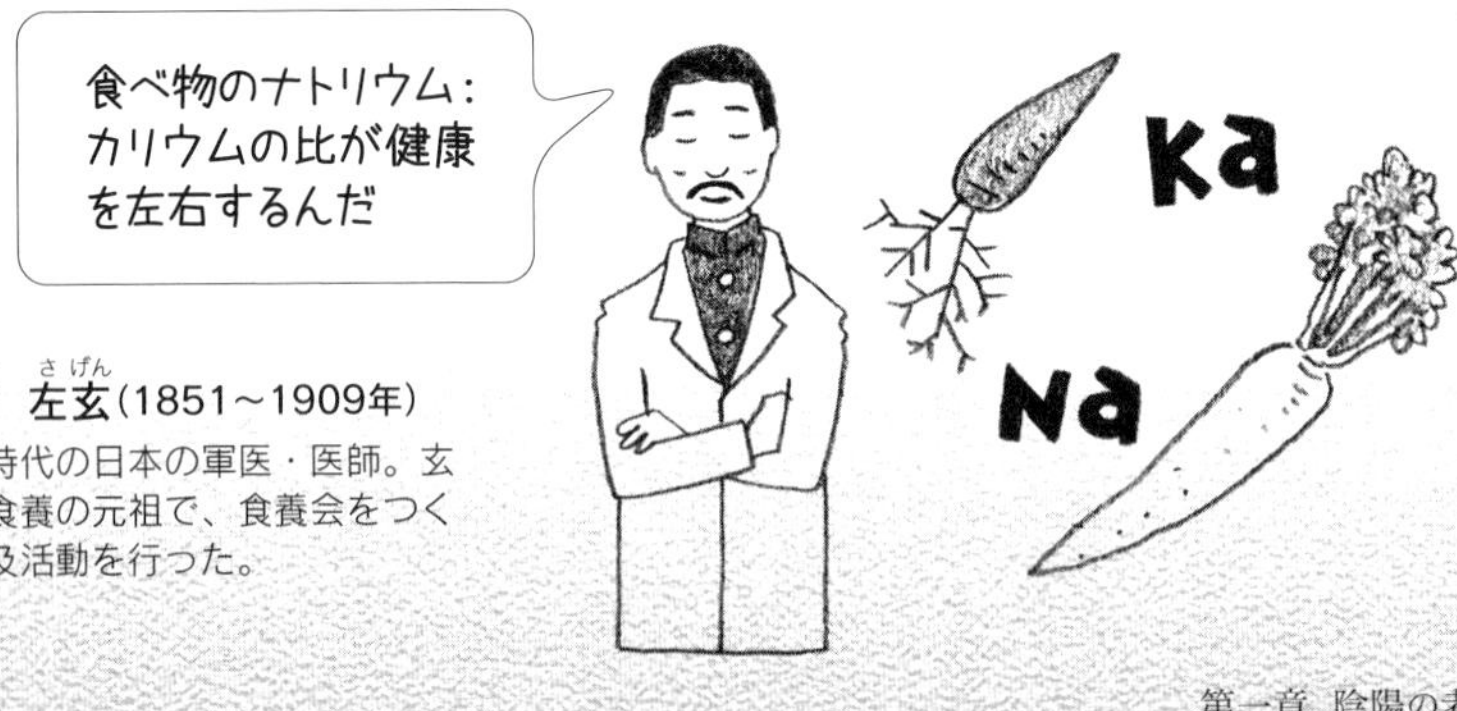

食べ物のナトリウム：カリウムの比が健康を左右するんだ
Ka
Na

石塚（いしづか） 左玄（さげん）(1851〜1909年)
明治時代の日本の軍医・医師。玄米・食養の元祖で、食養会をつくり普及活動を行った。

はなくなっていたのです。

そこで桜沢は、独自の研究の中から、あらためて陰陽の法則をまとめあげ「無双原理」として世に問うたのです。それがマクロビオティックの陰陽の始まりでした。

同じ「陰陽」という言葉でも…

よく漢方や鍼灸などの東洋医学とマクロビオティックの陰陽は違うところがあるといわれます。東洋医学は、とても長い中国の歴史の中で複雑化してきた陰陽思想を反映しています。例えば、「天と地」を考えた場合、マクロビオティックの陰陽では、本来ゆるんで広がって行くものを「陰」とし、固まって縮んで行くものを「陽」とするので、「天は陰性で地は陽性」と考えます。ところが中国の歴史の中で、いつの時代か、「天は太陽があるので陽性」と考えるようになりました。ですから、東洋医学で、特に臓器などで考えられる陰陽が、マクロビオティックの陰陽と逆になっていることがあります。

マクロビオティックの陰陽とは、あくまでも桜沢如一がまとめあげた「無双原理」が判断の基準になります。しかし、すべての現象に陰陽を見るという宇宙観は同じなのです。

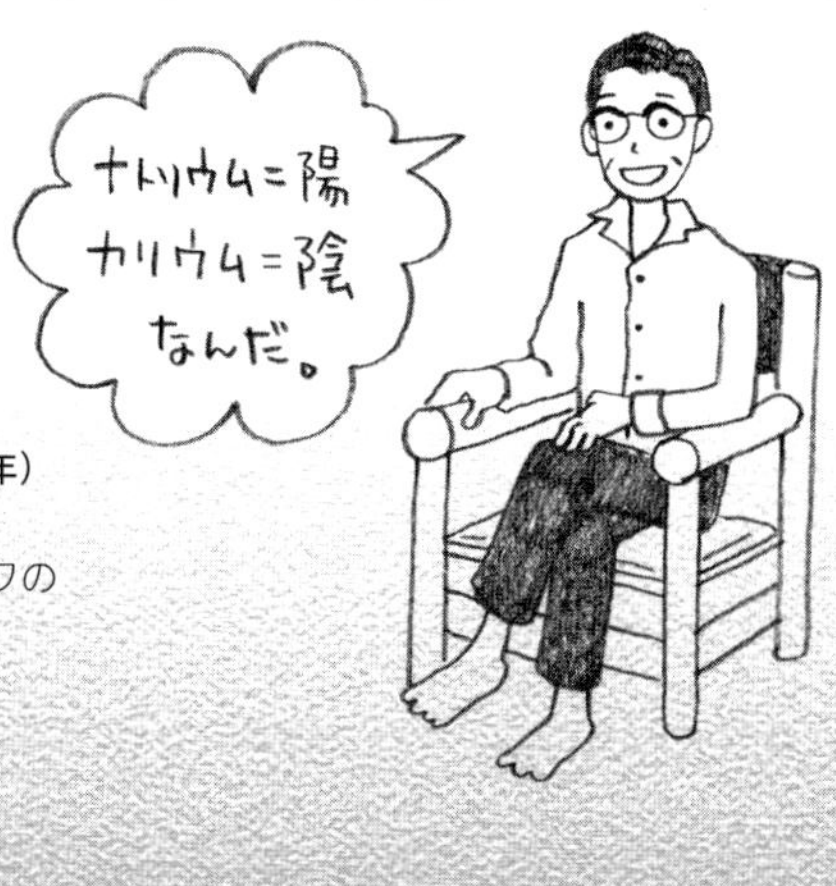

桜沢(さくらざわ) 如一(ゆきかず)（1893～1966年）
マクロビオティック創始者。
海外ではジョージ・オーサワの名で知られている。

宇宙の秩序ってなに？

では私たちの生きているこの世界はなぜ陰陽によって成り立っているのかを考えてみましょう。

みなさんは、「無限」とか「永遠」といったことを考えたことや感じたことはありますか？　また「宇宙の果てはどうなっているの？」「誰がこの世界や私たち人間を創ったの？」など、誰もが日常生活の中では想像もできないけれど、何か人知を超えた大きな力を感じたり、思いを馳せたりすることがありますよね。

そういった「無限」とか「永遠」という世界から、私たちが生きている有限の世界（常に変化し、始まりや終わりのある世界）が生まれてくるという東洋には古くからある考え方を、桜沢如一は「宇宙の秩序」という体系にまとめました。

こういった考え方はとかく神話的と敬遠されがちですが、「無限から有限が生まれる」という考え方は、現代の物理学である「インフレーション理論」でも「無から生まれる宇宙」を説明したり、遺伝子の研究で有名な生物学者が、「サムシング・グレート」などの存在を想定したりと、哲学や芸術、文学はもちろんのこと、科学の世界でも検討されてきている考え方なのです。

無限の宇宙から陰陽が生まれる

それでは「無限の宇宙」とは何でしょうか？　古来より全世界の宗教や神話や哲学の中で、無、無限、空、絶対、全知全能、永遠、神などと呼ばれた世界です。無といっても決して「何もない状態」ではなく、「全てを包含する状態」「完璧な均衡（不動）」「無限の可能性」といった時間や空間の及ばない永遠絶対の世界です。この「無限宇宙」から陰と陽という双極の世界が生まれます。

世界の神話では、天地創造と表現され、中国の古代の哲学者、老子は、「1が2を生み、2が3を生み、3が万物を生む」と言いました。「1」という「無限宇宙」の2本の腕が「陰陽」であり、この陰陽の動きによって、私たちや私たちが生きているこの動きのある世界が創造されます。陰と陽とは、どちらか一方では存在できず、常に相対的に相補いながら活発に変化していく2つの相といえます。その動きによるバイブレーションが私たちの物質世界を構築するエネルギーの産み両親となります。

老子が言った「2が3を生む」状態とは、陽の求心力と陰の遠心力という相反する2つの力が織りなし、波動や振動としてのエネルギーという3つ目の状態を生むことをいっています。エネルギーの世界は、同時に時間（陽）

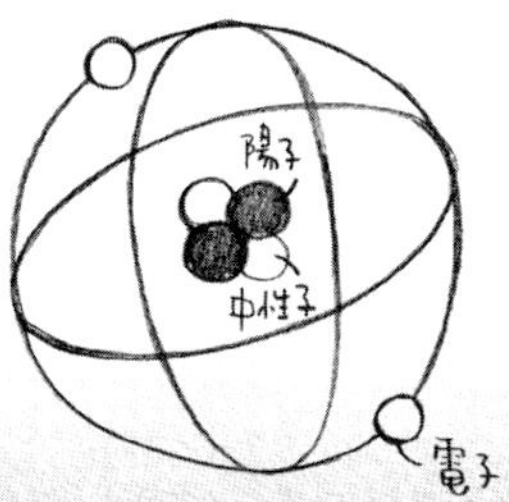

と空間（陰）という2つの陰陽の相が現れます。時空間はエネルギーそのものであり、この時空間のエネルギーをもとに素粒子が作られます。現代の物理学説の「ひも理論」や「ヒッグス粒子」などは、このエネルギーの世界の記述をなんとかして行おうとしていると考えられます。

そして、このエネルギーから素粒子といわれる前元素が作られます。老子のいう「3が万物を生む」の「万物」は、全てこの素粒子から成り立っています。そしてこの世界も陽子と電子という陰陽の相を反映した磁性によって支配され、元素を作り出していきます。

元素とは、私たちの地球を含めた恒星、惑星などすべて形あるものを作る素材であり、元素でできた物質は、すべて引力という陽性な力と斥力（反発力）という陰性な力が反映されています。

人間の誕生

無限宇宙から陰陽が生まれ、陰陽からエネルギーが生まれ、エネルギーから素粒子が生まれ、素粒子から元素が生まれて、恒星や惑星、そして私たちが住む地球が生まれます。これを命の連なりと考えると無限宇宙という1つの大生命から無機生命が誕生し、そして地球上に初めて植物

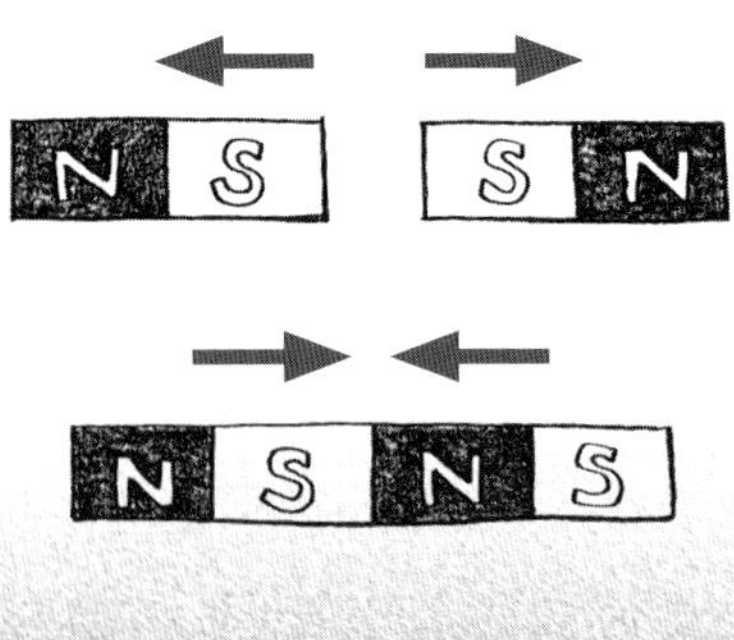

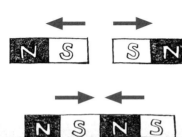

という有機生命が誕生するのです。その植物を食物として生まれてくるのが動物であり、その先端の一点が私たち人間なのだというのが「宇宙の秩序」の考え方です。植物の世界に雄しべ雌しべがあるように、動物の世界にもオスとメスがあり、またそれぞれに、大きい小さい、早い遅いなどさまざま陰陽の力が働いています。

こうして見ていくと私たちの存在とは、1つの無限宇宙と2つの陰陽という力に支えられていることがよくわかります。私たちと無限宇宙とはスパイラル状に繋がっていて本来一体です。しかし、その繋がりを有限の体の中で私たちはついつい忘れてしまいます。有限の世界で私たちが無限宇宙と一体であることを思い出すには、この世界をまずは「陰陽というモノサシ」で見る必要があります。そのモノサシこそが桜沢如一がまとめた陰陽の法則の原理である「無双原理」なのです。

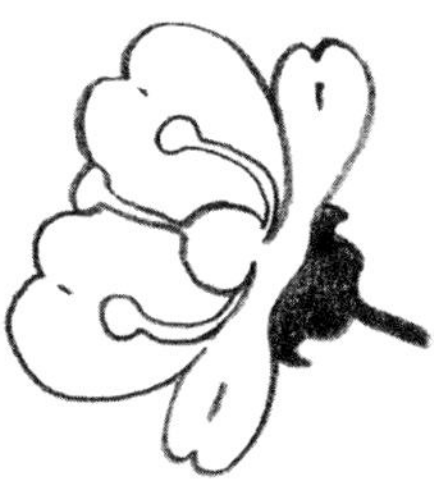

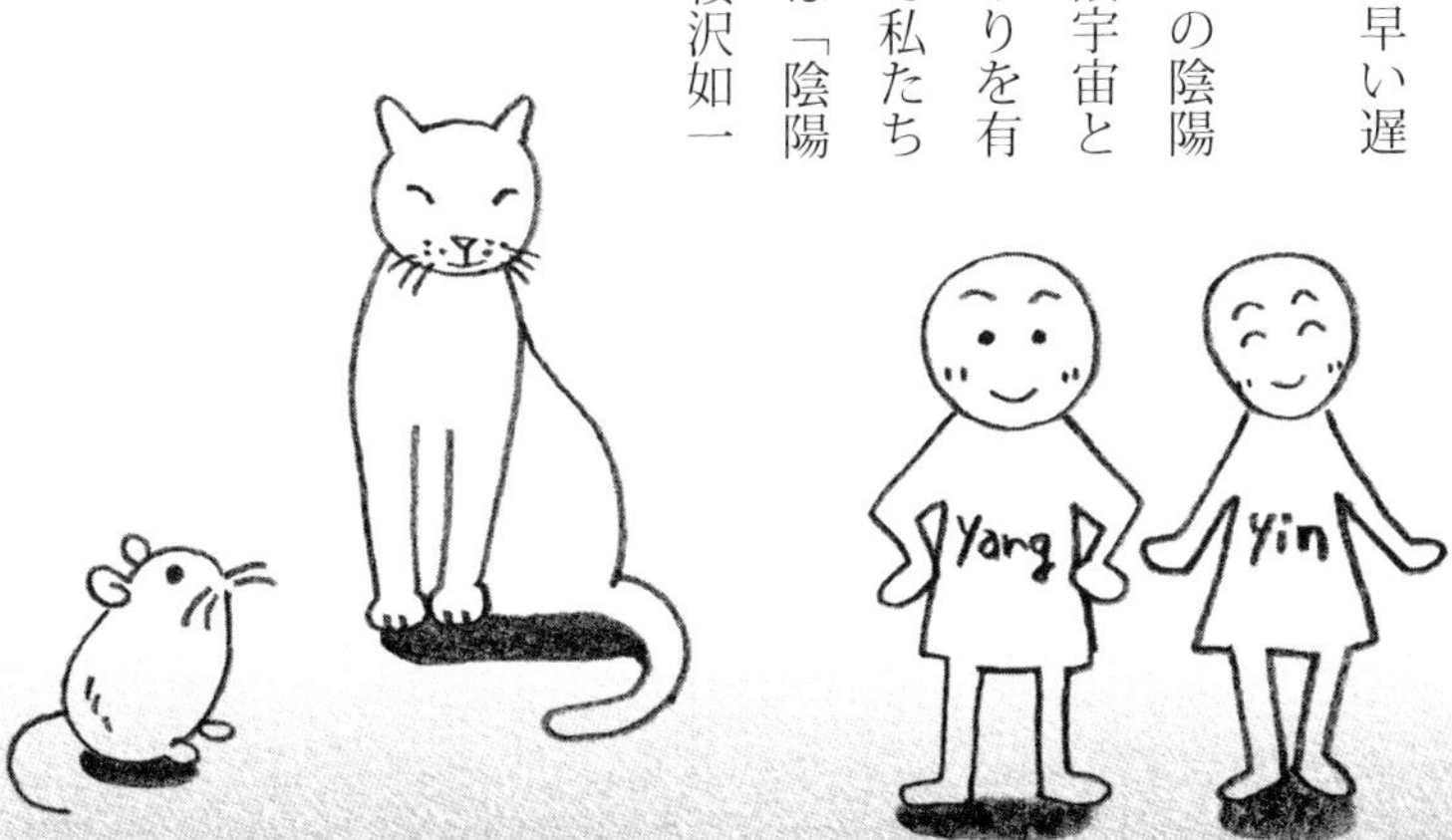

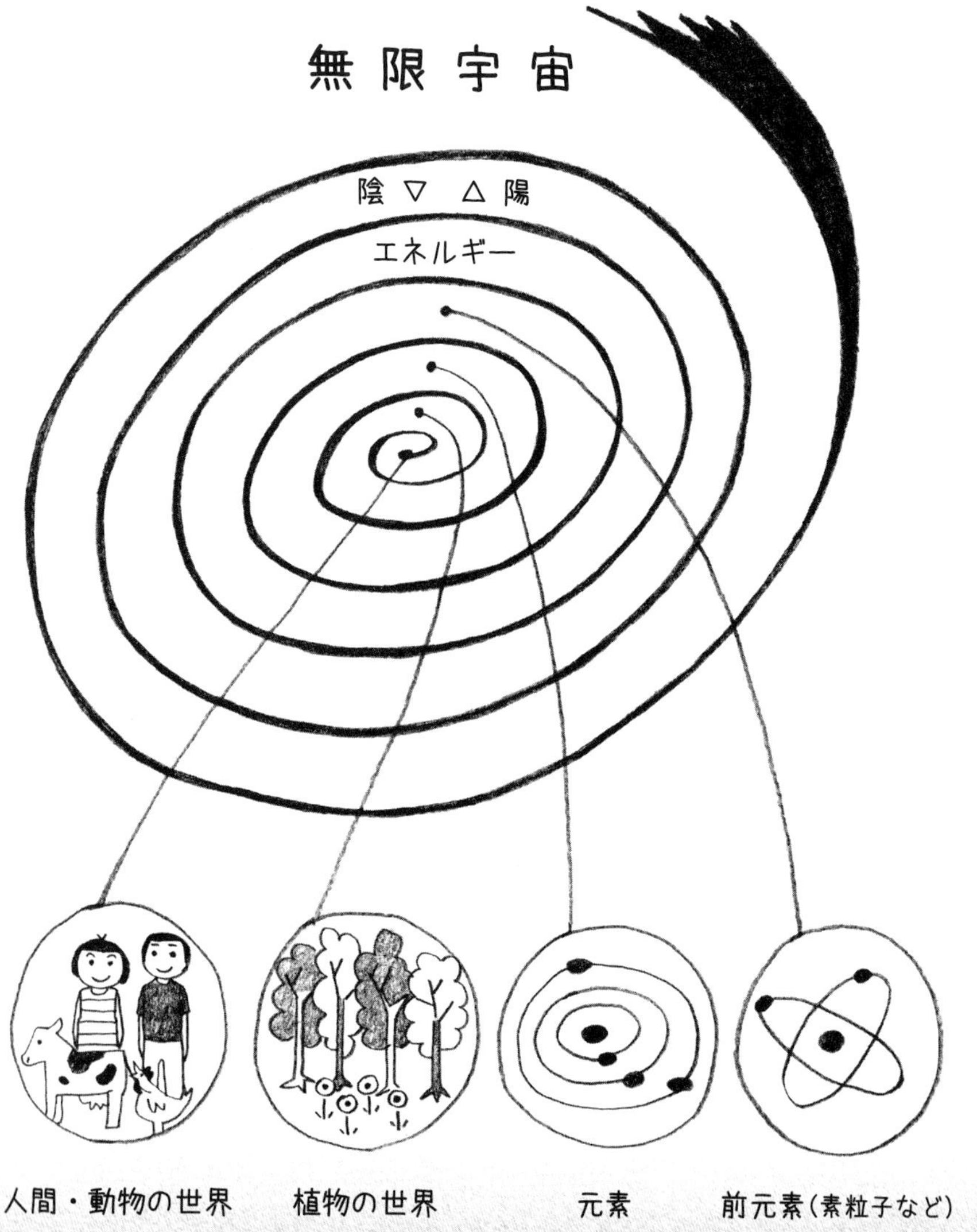
無限宇宙
陰▽　△陽
エネルギー
人間・動物の世界
植物の世界
元素
前元素(素粒子など)

無双原理ってなに？

「宇宙の秩序」で見てきたように、私たちの生きているこの世界はすべて、陰陽という2つの力で成り立っています。それでは、その2つの力とはどんなものなのか。その特徴を桜沢如一が12の定理にまとめたものを「無双原理（むそうげんり）」といいます。

「無双」とは「2つとないもの」という意味で、私たちの世界の現象は、いつも変化生成消滅して行きますが、この陰陽の法則だけは決して変わらない原理なのだということで名づけられています。マクロビオティックの陰陽の判断は、すべてこの「無双原理の12の定理」から導き出されていますが、これはマクロビオティックを実践するときだけではなく、宇宙や自然、社会、人間関係など、私たちの生活に関わるすべての物事に適用されるものです。

桜沢如一の12の定理の原文（※）は、表現が難しく現代の私たちには一見取っ付きにくい印象を与えます。しかし、マクロビオティックの実践において、この原文を繰り返し読んで理解していくことが何よりも大切なのです。

それでは、12の定理を一つひとつ見て行きましょう。

※原文は１９９６年6月の「新しき世界へ」に発表された「意思教育五十年の実験報告」の中のものを使用。

定理1

万物は陰陽の様々なる配合より成り立つ。

私たち人間を含め、空も海も大陸も、植物も動物も、椅子も机もお皿も、自動車もビルも、音楽も香りも、怒りも悲しみも戦争も、この世界で目に見え、感じて確認できるものや出来事はすべて、どんなに複雑で様々な形状や状態を見せていても、それらは「陰」と「陽」という2つだけのエネルギーが様々に組み合わさってできていると考えます。

もし想像できなければ、例えば皆さんが見るパソコンの画面には、様々な色や形が組み合わさった複雑な画像や動画が見られますね。でもこれらの驚異的に複雑なシステムも、元を正せば、「0」と「1」という二進法の複雑な組み合わせによって成り立っています。

同じように、私たちのリアルな世界も、「陰」と「陽」という二進法で成り立っていると捉えるのが、定理1になります。

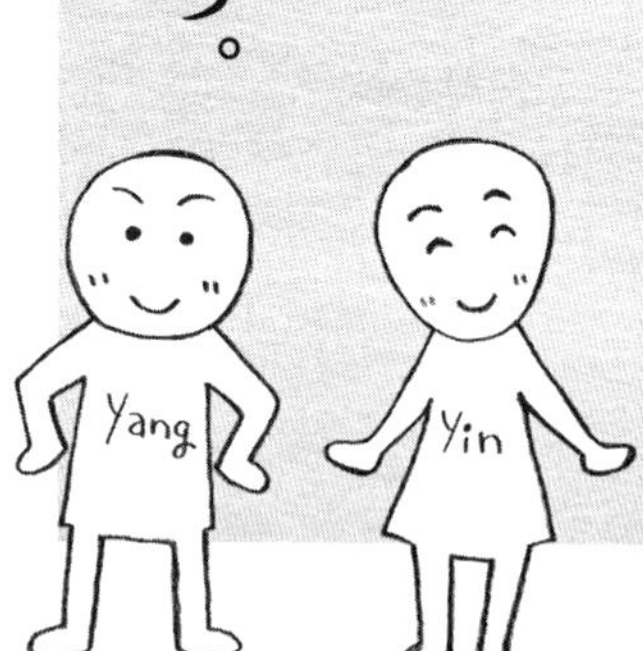

定理2

陰陽は無限より不断に、無限のスピードを持って噴出拡散し、相関、交感、往来、生滅し、無限に帰入する。

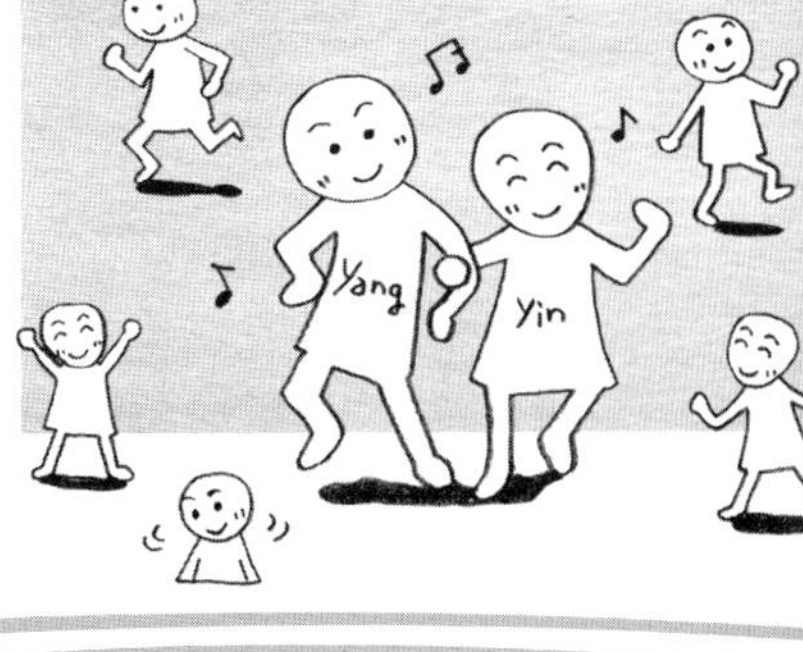

例えばひとつのダンス会場を想像してください。そのダンス会場には、無限の広がりがある控室があります。その控室には、数えきれないほどの男女のダンサーが控えていて、そのダンサーたちはものすごいスピードで出入口から会場内へ駆け出し広がります（噴出拡散）。そして様々な男女のダンサーが組んでは踊り（相関）、また相手を変えて踊り、時にはグループになって踊り（交感）、右に旋回しながら、左に旋回しながら、立ったり座ったり、ジャンプしたりしながら様々なダンスを展開し、行き交います（往来）。

そして、疲れたダンサーたちは、各々再び出入口から控室に戻って行きます（生滅）。

私たちの世界は、まさにこのダンス会場です。そしてこのダンス会場で繰り広げられる様々なドラマは、このダンサーである陰陽から成り立っており、それらは、無限の広がりのある控室から絶え間なく流れ込んでいると考えるのが定理2なのです。

定理3

陽は求心、圧縮性をもち、陰は遠心、拡散性を持つ。（その結果、自然に陽は音、重さ、熱、光と云う現象を生む。陰はその反対、静けさ、軽さ、寒冷、暗さを生む。）

定理3は、陰陽の基本的な力の方向性とその結果起こる現象を示します。例えば1つの大きな円に何人かの人がいるとします。円の中心に人々が集まり押し合いへし合いをしている状態（求心・圧縮）では、お互いの話しなどで賑やかになり（音）、その円の中心は重くなり（重さ）、人肌で熱気を帯び（熱）、円の中心は見た目に明るく華やかになります（光）。これが陽の特性です。

それに対してその大きな円に人々が散り散りに広がっていく状態（遠心、拡散）になると、話し相手がいないので静かになり、重さは分散して軽くなり、人肌がなく肌寒さを感じ、円の全体はいかにも暗いイメージになります。これが陰の特性です。陰陽は正反対の特性を持っているということです。

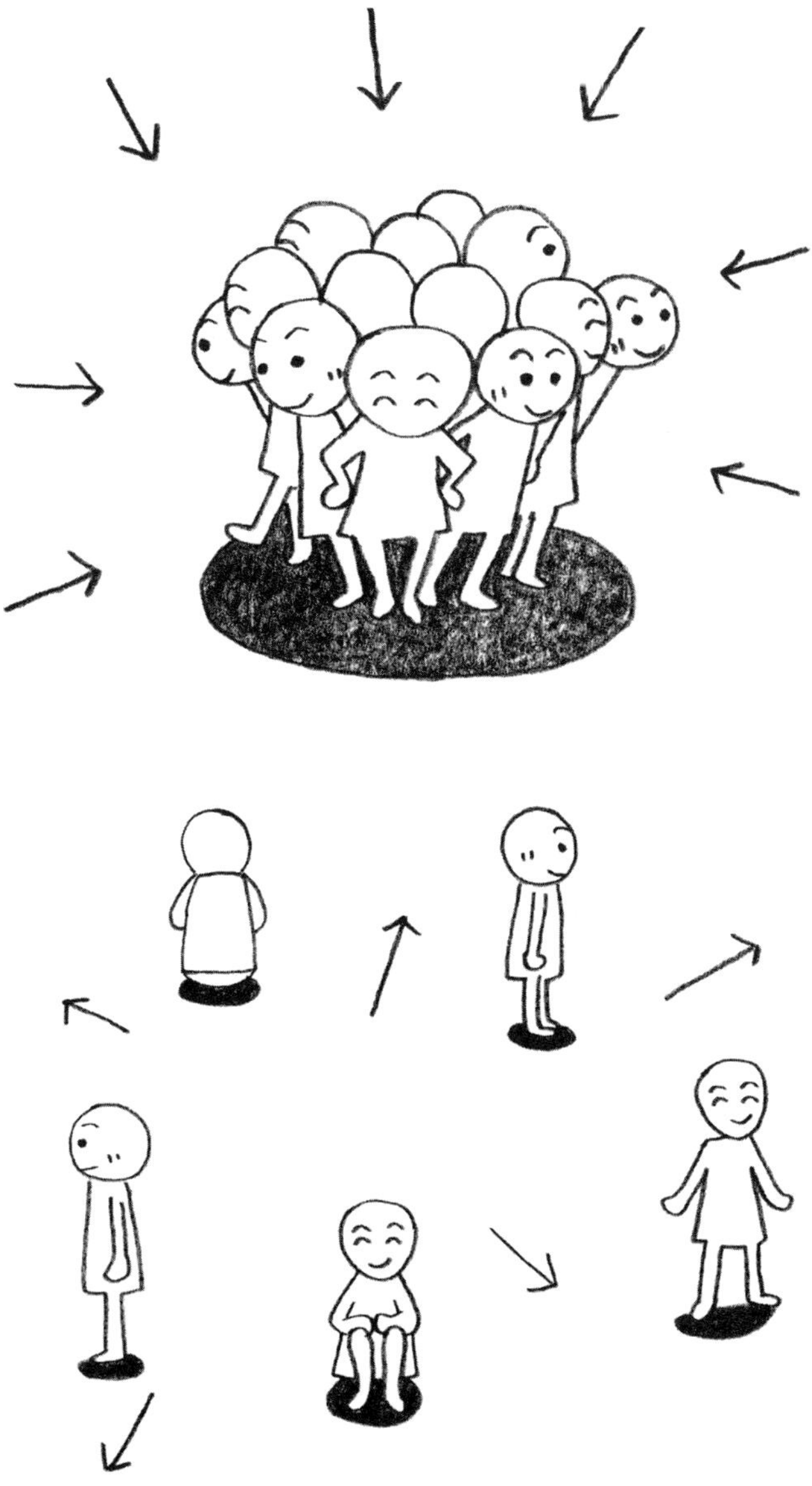

定理4

陽は陰を、陰は陽を引く。

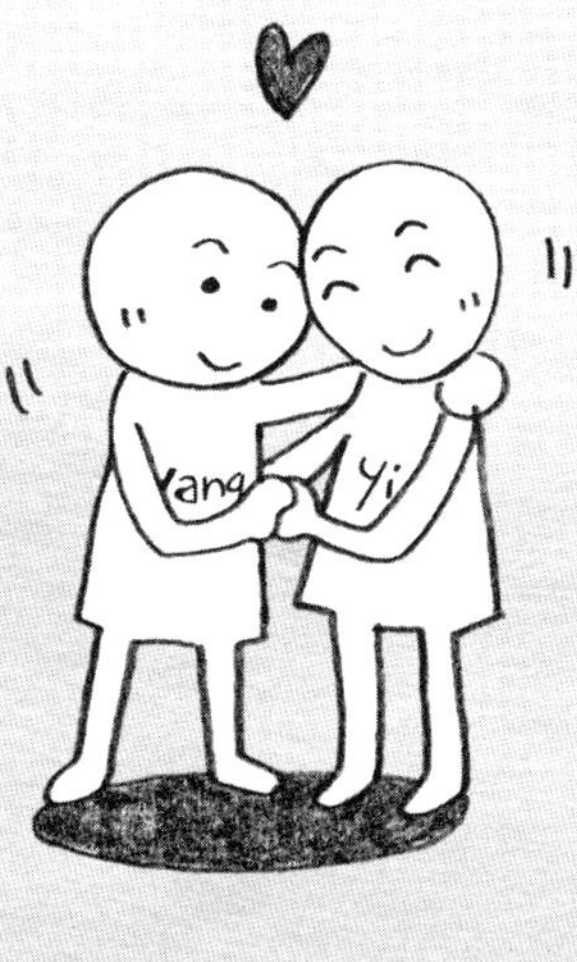

男（陽）は女（陰）を惹きつけ、女（陰）は男（陽）を惹きつけます。それは、女性は自分にはないものを男性に求め、男性は自分にないものを女性に求め、補い合いながら完全になろうとするからです。

凸（デコ）と凹（ボコ）は、お互いを補い合うことで□（四角）になります。陰と陽は、一なる完璧な調和の世界である「無限宇宙」に戻ろうと引き合う性質があることを定理4は示します。

定理5

万物、万象はあらゆる比に陰陽を荷帯(かたい)せる微粒子が、あらゆる度合と次元において結合せるモノなり。
（全ての宇宙はこの結合の大集合であるが、その全てを合しても無限の中では、微粒子にすぎない。）

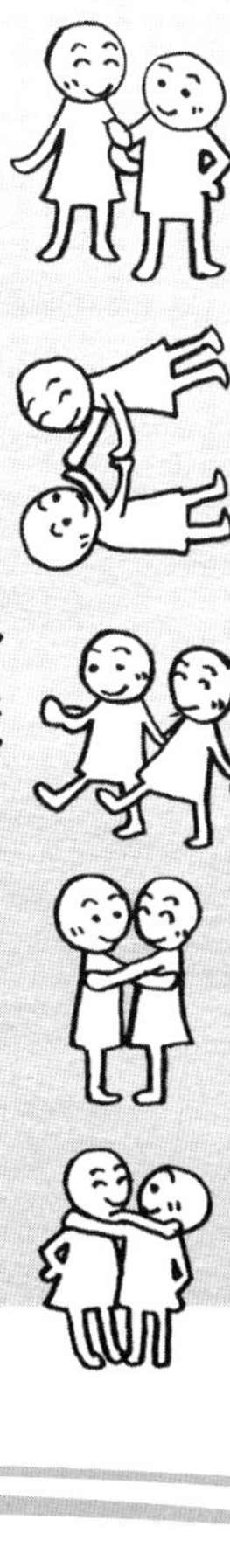

形あるものを砕いて顕微鏡で見れば、すべて様々な原子という微粒子の組み合わせでできていることがわかります。更にもっと特殊な顕微鏡で見ると、その原子もまた素粒子という小さな微粒子の組み合わせでできていることがわかります。これらの様々な次元の微粒子はあらゆる比率で組み合わさった陰陽の性質を帯びています。

そして全ての宇宙、私たちの地球も、太陽系も銀河系もこの微粒子の組み合わせの複雑な集合体といえます。しかし、その全宇宙を構成する微粒子を集めても、無限の世界からは顕微鏡でしか見えないくらいの微粒子でしかないというのが定理5です。

定理6

万物万象は種々なる比と、度の間の動的なカリソメ均衡を示す陰陽の集合体である。

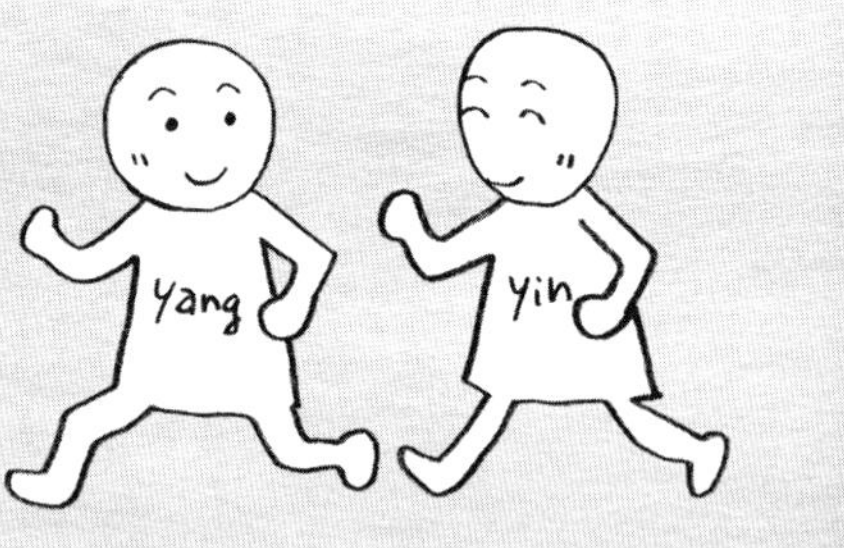

定理6は、私たちがあらゆる物や現象をいくら固定的にとらえても、それらは様々な比率と程度の中で陰陽が常に変化し続けている状態なのだということを示します。

例えば目の前に石の壁があったとします。私たちはこの石の壁が固く隙間なく決して動かないものと認識しますが、その石の壁を構成する原子のレベルでは、隙間だらけの広大なスペースの中で陽子のまわりをものすごいスピードで電子が動きまわっているのです。

ですから一つとしてこの世界に固定的なものはなく、例え固定的に見えても、それは陰陽の変化の一瞬の均衡を単にカメラで捉えたようなものなのです。

定理7

絶対的陰、又は絶対的陽なるモノは存在しない。

陰の中にも多少の陽があり、陽の中にも多少の陰が必ずあることを定理7はいっています。またここでは、私たちの生きるこの世界は、常に相対的であり、「絶対」ということがあり得ないことも定義します。

例えば、この世界が完全に真っ黒な暗闇（陰）だったら私たちは何も認識できません。逆に完全に真っ白な光（陽）だけでも、何も認識できません。暗闇の中（陰）に白い光（陽）があったり、白い光（陽）の中に黒い影（陰）があったりして、始めて私たちの世界が成り立つのです。

暗い夜空には星がきらめき、太陽が照り受ける昼間の光の中には、様々な影ができる。これが私たちの世界なのです。

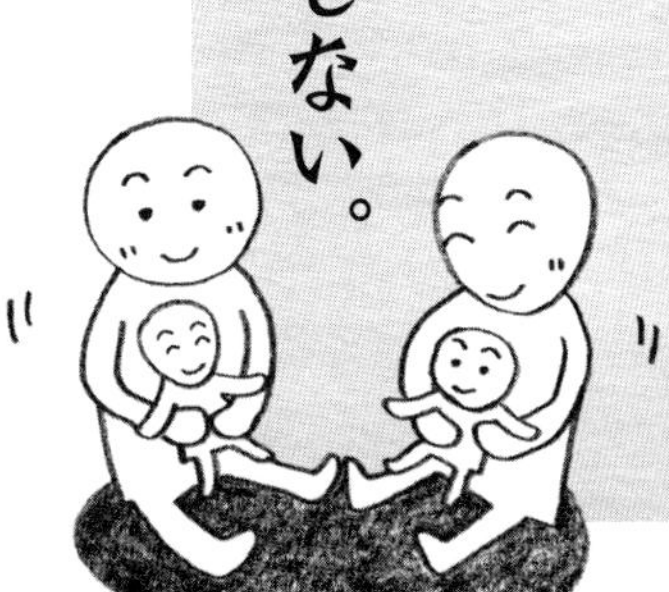

定理8

一物も中性なるモノなし。必ず陰又は陽の多寡あり。

定理7の絶対的陰と絶対的陽が存在しないのと同様に、完全な中性も存在しないことを定理8は示します。つまり私たちの世界には、常に差異があることを意味します。

例えば、もしこの世界が1つのシーソーで、その両端にはじめから全く同じ重さの物が置かれていたら、私たちは完全に動きのない止まった世界にいることになってしまいます。

様々な重さの物を置いたりして差ができることによって、シーソーは上下し、私たちの動きある世界を作り出します。ですから、この世界にある物で、陰陽差のないものはありません。逆に言えば、全く陰陽差のない中性の物は、この相対的世界には存在できないことになります。

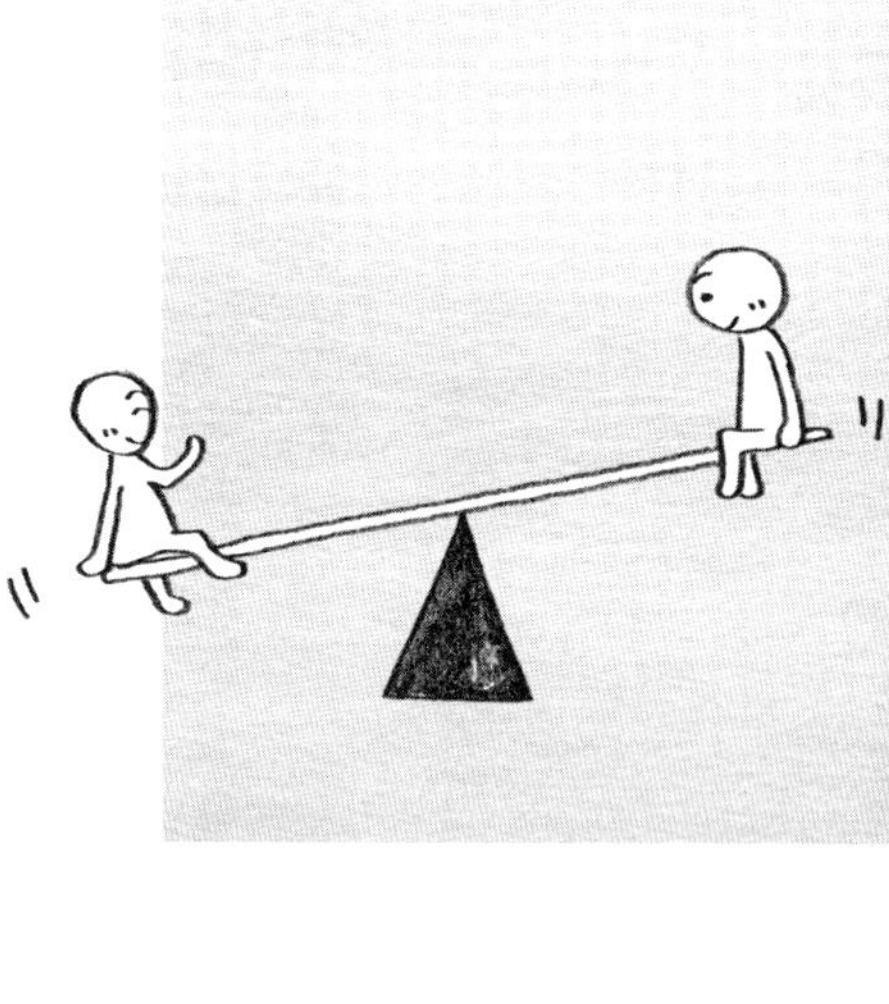

定理9

万物、万象相互間の引力は、各対者間の陰陽差に比例する。

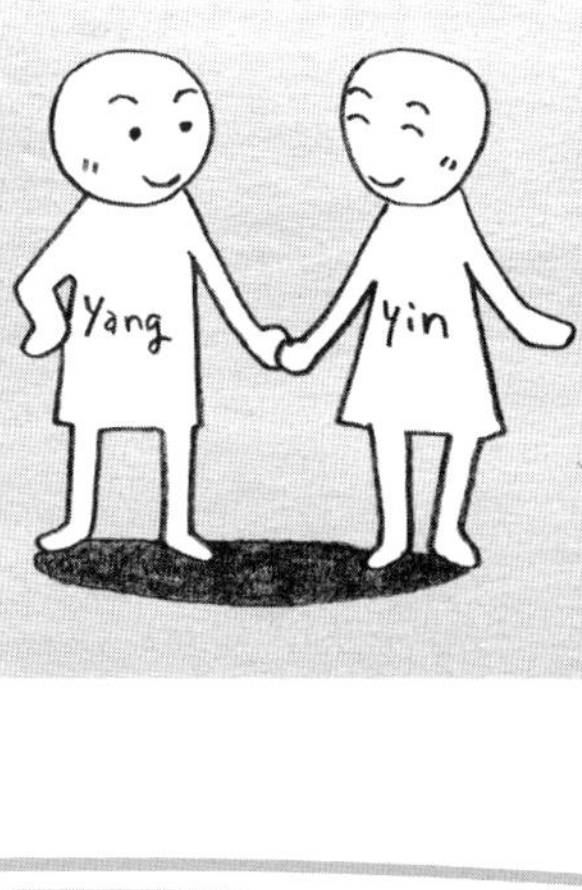

定理10

同名の性は相剋、相反す。同性の排斥力は、二者の陰、又は陽性の差に逆比例す。

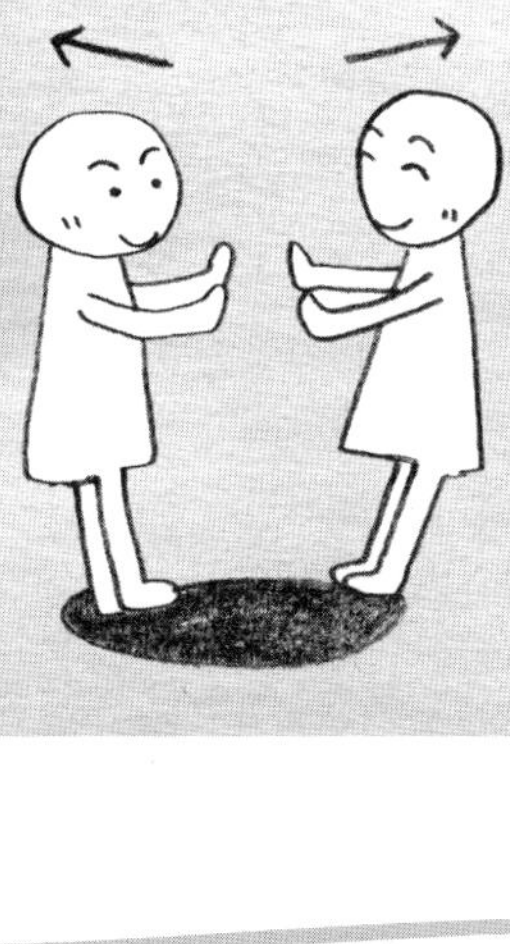

陰陽の定理12

定理９と定理10は同じ例で解説します。

例えばA社はたくさんのアイデア（陰）を持っているけど、そのアイデアを実現するための資金（陽）がないとします。B社は、資金（陽）はあるけど、それを使うためのアイデア（陰）がないとします。A社がより多くの陰を持ち、B社がより多くの陽を持っているとお互い手を結べば大きなメリットがあるので、強く引きつけ合います。つまり、陰と陽の差が大きければ大きいほど、お互い魅力が大きくなり引力が大きくなります（比例）。

一方C社とD社は、同じようなアイデア（陰）と資金（陽）を持っています。C社は、少し自信のあるアイデア（陰）でD社を出し抜こうとします。一方D社は、少し自信のある資金力（陽）で、C社を出し抜こうとします（相剋、相反）。陰（アイデア）、または陽（資金）の差が小さければ小さいほど、お互い協力しようがなく、逆に競合するので排斥力（反発力）は大きくなります（逆比例）。

定理11

陰は陽を生じ、陽は陰を生ず。

平和で穏やかな時代（陰）が続くと、人々は退屈（極陰）になり、刺激や緊張感（陽）を求めて競い始めます。その競い合いが極まると戦争（極陽）になります。戦争の時代が続くと、今度は平和で穏やかな日々（陰）が恋しくなります。夜（陰）は昼（陽）を生みますし、昼（陽）は夜（陰）を生みます。男性（陽）がいかにも陰性な精子を生み、女性（陰）がいかにも陽性な卵子を生んだりします。陰と陽は、ちょうどオセロゲームのコマのように表裏一体で白の役割を果たしたら黒になり、黒の役割を果たしたら白になる。この世界は、まさに無数のコマが反転しながら描かれる模様といえます。定理11は、森羅万象がいつも流転していることを示しています。

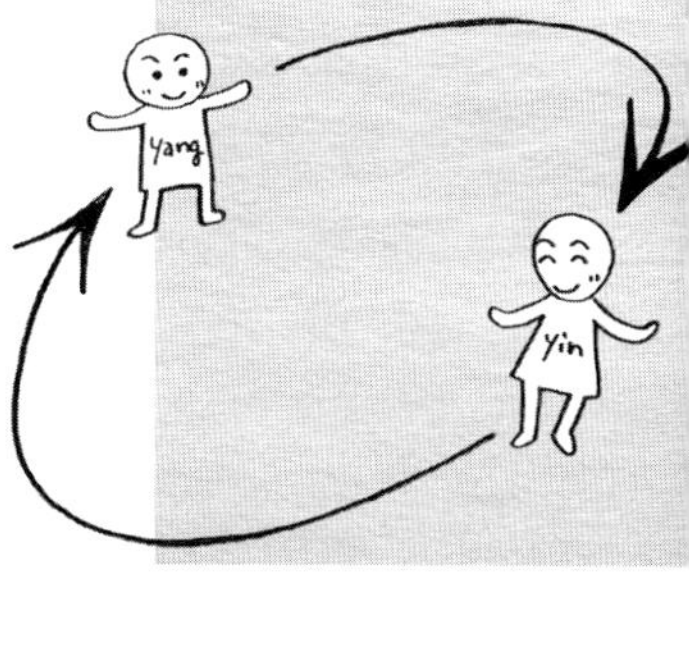

定理12

万物その内奥に陽を蔵し、外面に陰を負う。

太陽系は太陽（陽）を中心に惑星（陰）が外側を公転します。同じように原子は、原子核（陽）を中心に電子（陰）が外側を公転します。りんごは、硬い芯や種（陽）を中心に外側にやわらかい果肉（陰）が覆います。卵は、黄身（陽）を中心に白身（陰）が覆います。会社は、社長（陽）を中心に社員（陰）で囲まれています。定理12は、定理3、つまり陽の求心、圧縮性と陰の遠心、拡散性から自然に導かれる万物の形の基本を示します。

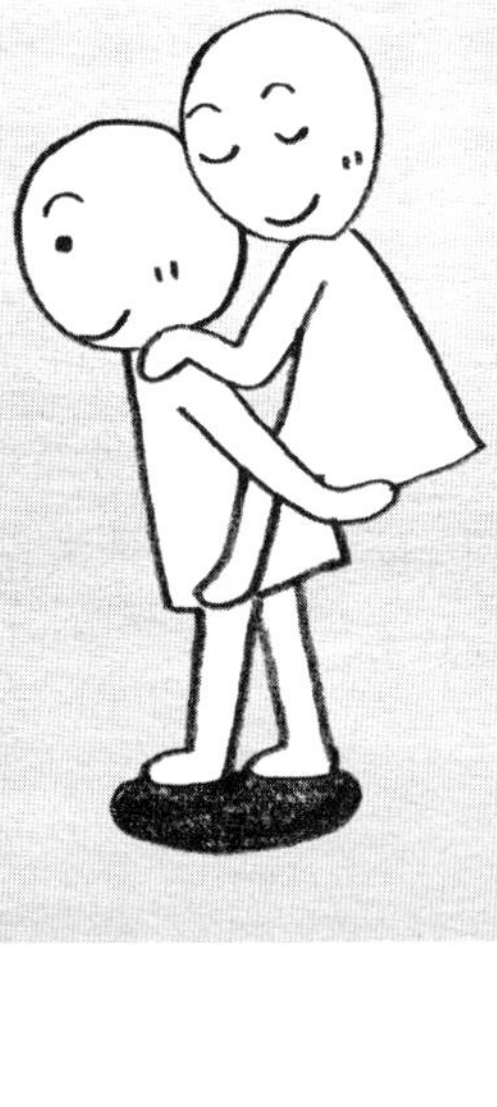

第二章
陰陽のキホン

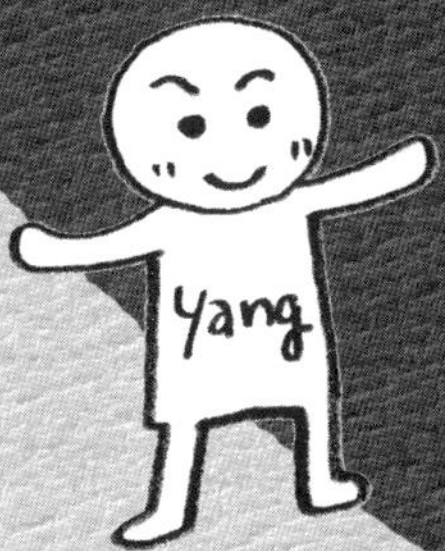

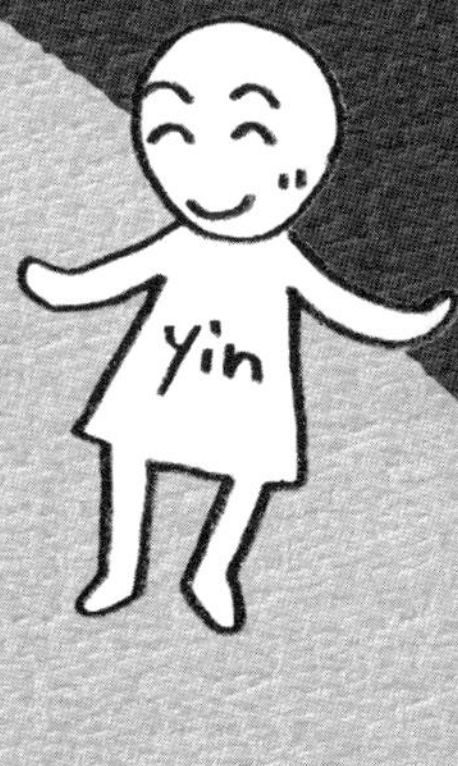

この章では色や熱、形などの陰陽を説明しています。また、陰陽の見方のポイントや、山や海など、陰陽でものを見ることを例にあげて紹介します。

陰陽のイロハ

色の陰陽

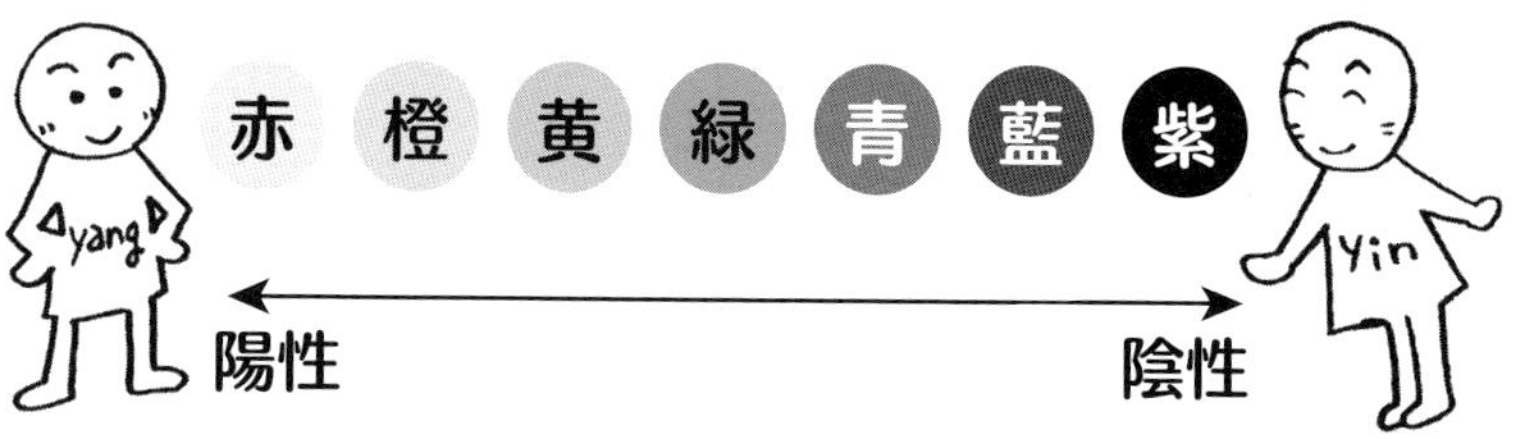

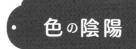

色の陰陽は、私たちが見て暖かく感じるものを陽性、反対に冷たく感じるものを陰性とします。プリズムで分解した太陽光線や、虹の7色といわれるものは「赤・橙・黄・緑・青・藍・紫」の順に並びます。赤、橙、黄色を見ると私たちは、暖かさや活発さを感じるので陽性。逆に青、藍、紫色を見ると冷たさ、静けさを感じるので陰性とします。

世界的に、信号は赤が止まれ、青が進めとされます。赤は神経を緊張させる陽性な働きがあるので、注意して止まるのにちょうどよく、青は神経を拡張させる陰性な働きがあるので、落ち着いて進むのにちょうどよいと考えられます。

色は陰陽を見るのに一番わかりやすい現象ですので、いろいろな場面で色の効果を考えてみてください。

熱の陰陽

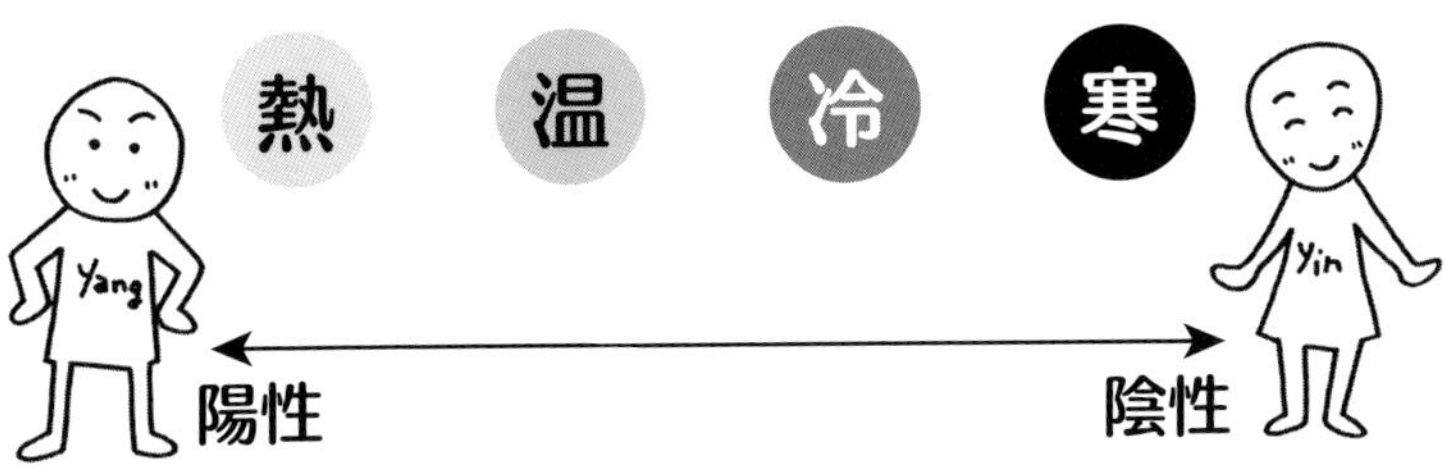

求心力という陽性が分子活動を作り出し熱や温かさを生み出します。逆に遠心力という陰性が、分子活動のゆるみを生み出し冷たさや寒さを生み出します。ちょうど同じ人数の人が集まり肌と肌が触れ合えば熱気を感じ、離れて散り散りになれば、寒気を感じるのと同じです。

求心力の陽性が強い内側が熱くなり、遠心力の陰性が強い外側が冷たくなります。

太陽系の太陽と惑星の関係、地球のコアと外殻の関係など、あらゆる形態にみられる熱の陰陽関係です。私たち人間でも外側（肌）よりも内側（内臓）の方が熱いといえます。

また、熱いという陽性な時は、冷たいという陰性なものや状況を求め、寒いという陰性な時は、温かいものや状況を求めます。

味の陰陽

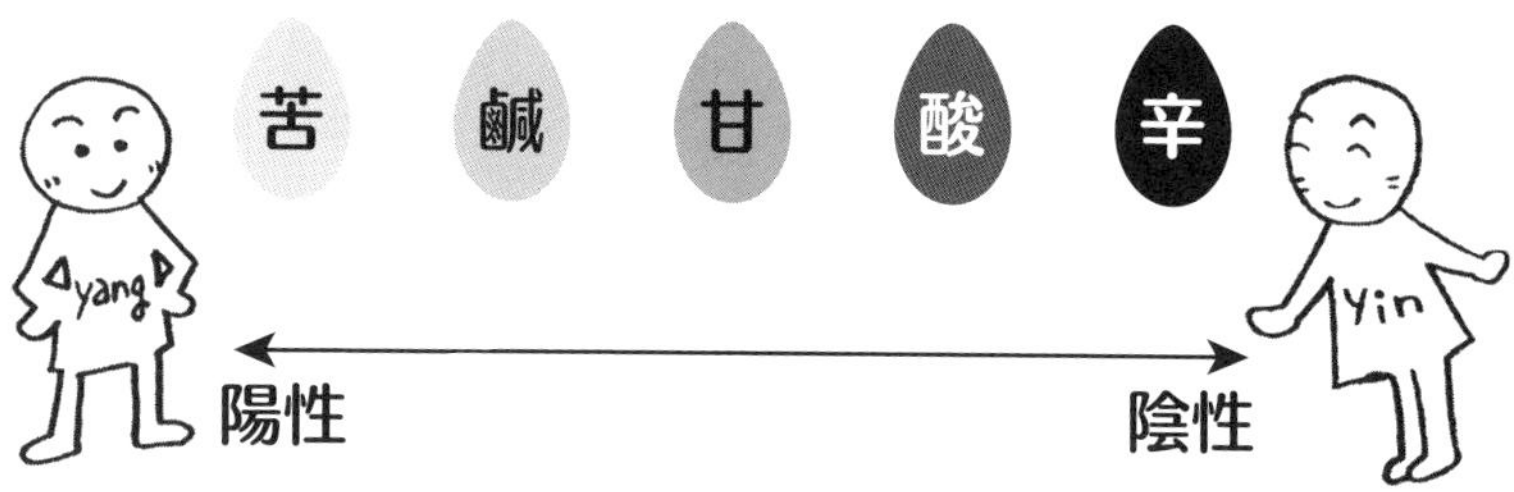

味を陰陽でみると陽性の順から、苦い→鹹い（塩からい）→甘い→酸っぱい→辛いの順になります。

例えば苦い薬や塩からい梅干しを食べると口がギュッとすぼむことから、求心力による陽性が強いことがわかります。反対に酢や辛い香辛料を食べると口がウワーッと広がることから、遠心力である陰性が強いことが、こうした口の形からでもわかります。

中庸に近い「甘さ」は砂糖の甘さではなく、穀物の持つ甘さです。日本人なら誰でも、ごはんを食べると顔も心もホッとするでしょう。砂糖、特に精白糖を食べていると、辛いより陰性な「えぐい」という味が出てきます。また苦いより陽性な「渋い」などの味もあります。味の陰陽は、マクロビオティックでは特によく使われます。

形態の陰陽

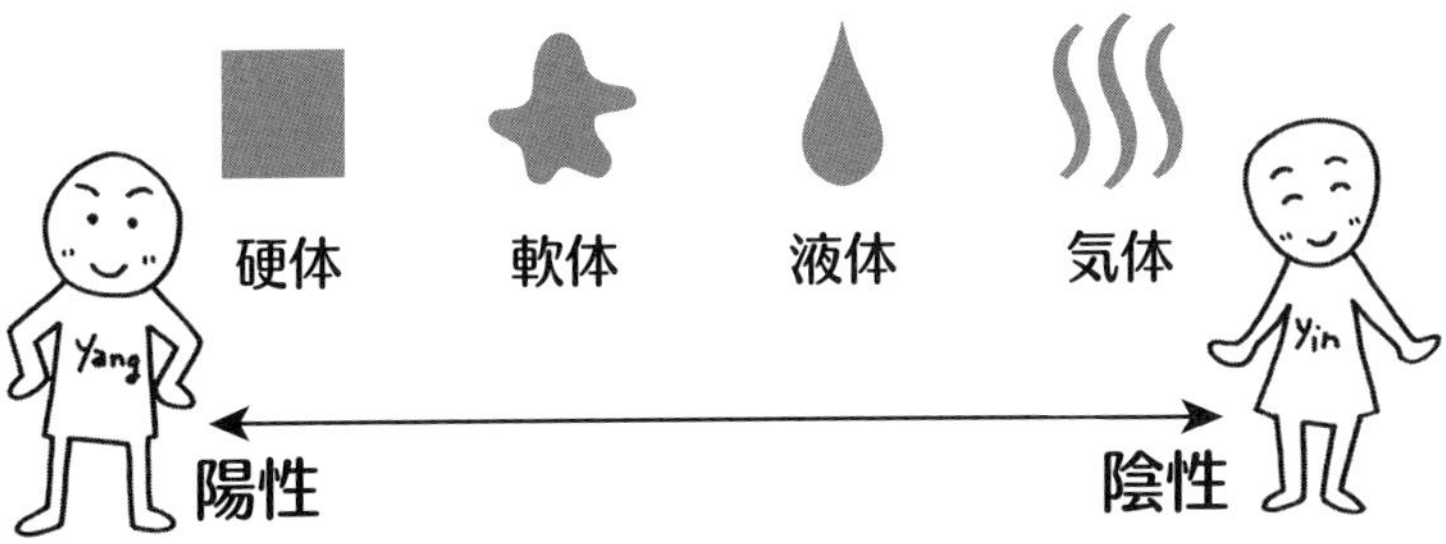

形態の陰陽では、求心力による収縮・圧縮の力が強いほど密度の濃い硬い物体が作られます。そして、その求心力が弱まると軟らかい物体になります。反対に遠心力による膨張・伸張の力が勝ると液体に、その力が強力だとさらに密度が薄まって気体となります。

私たち人間の体は、骨という硬体、筋肉や脂肪という軟体、血液や分泌液という液体、それらが蒸発して体臭となる気体でできています。より陽性な硬体や軟体が内側に、そしてより陰性な液体や気体が外側に出てきます。

また空気や水、氷は分子式では同じH_2Oですが、形態の陰陽では、氷（固体）が陽性で、水（液体）、空気（気体）の順で陰性になります。重さ、熱の陰陽と比べて考えてみましょう。

陰陽のイロハ

形の陰陽

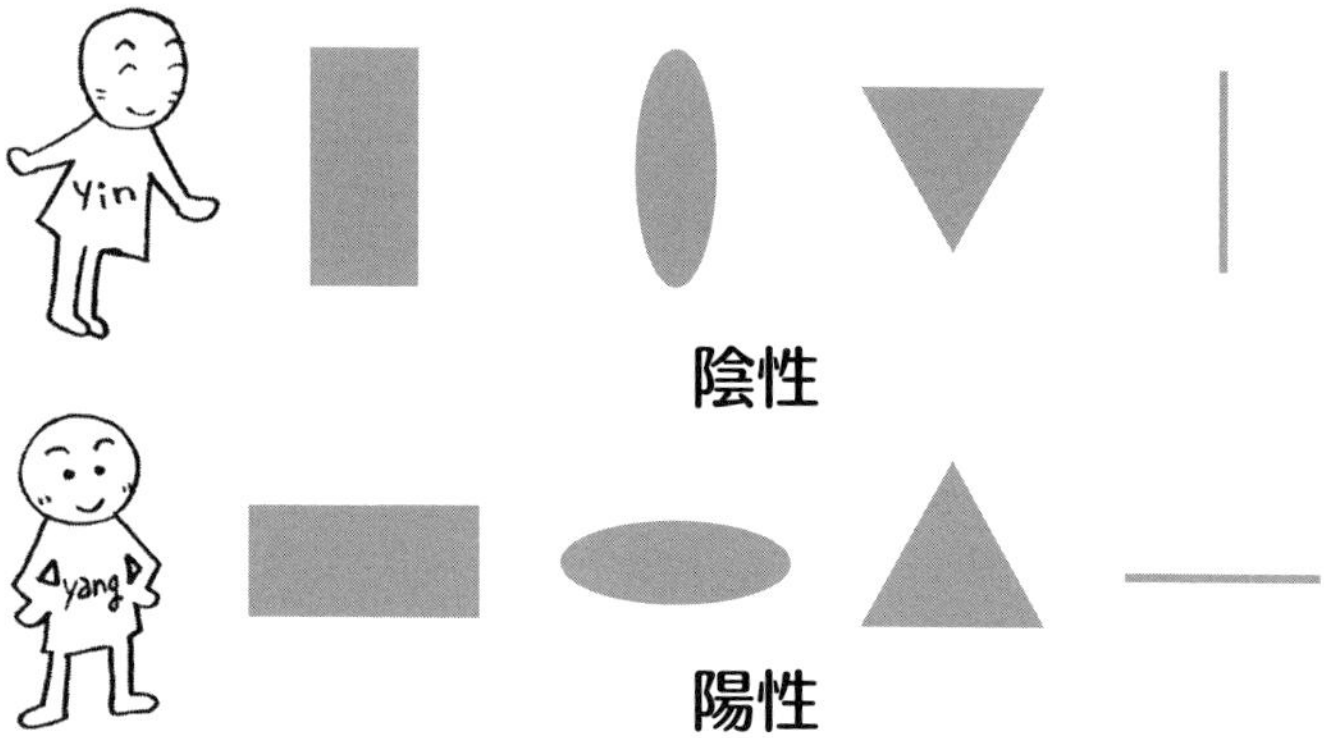

上と下の図のように同じ形（同じ面積）である場合、地球の引力に対して遠心性が強いほど陰性な形となり、求心性が強いほど陽性な形となります。

例えば長方形だと、縦に長い長方形は陰性で、横に長いものは陽性です。これは粘土で形を作って見ればすぐにわかります。縦に長い長方形は下から上に伸ばしながら形成します。逆に横に長い長方形は、上から下に押さえつけながら形成します。

三角形では、▽は上に広がる面積が多いので陰性な三角形、△は下に安定する面積が多いので陽性な三角形です。

線でも縦の線は陰性で、横の線は陽性といえます。形の上では人間も立っているのは陰性で、横に寝ているのは陽性な姿といえます。

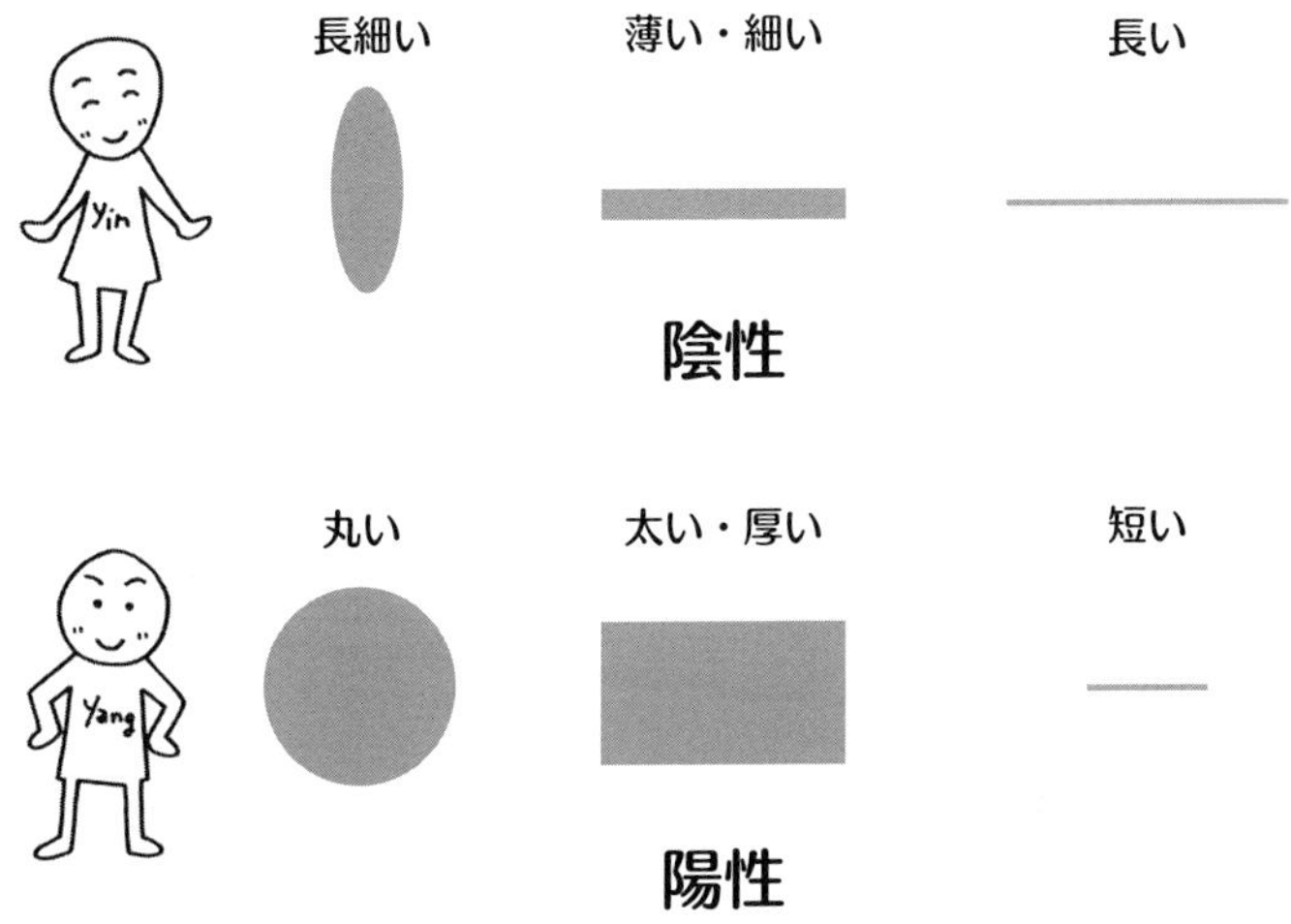

丸い円形は、細長い楕円形より陽性です。ですから丸い顔は陽性、細長い顔は陰性といえます。また、丸い卵子が陽性なのに対して、細長い精子は陰性といえます。

太くて、厚い形は陽性で、薄くて、細い形が陰性となります。同じ雨でも土砂降りの時の大粒の雨は陽性、霧雨のような細かい雨は、陰性といえます。

短い形のものは陽性、長い形のものは陰性であることから、太く短い男性の髪の毛は陽性、細く長い女性の髪の毛は陰性といえます。

顔が細長く、痩せ型で気が長く、いかにも学者タイプの人は陰性。顔がまん丸で、どっしりとしていて気が短い、いかにも社長タイプの人は陽性など見た目の形だけではなく、性格などの表現にも使われます。

陰陽のイロハ

色々な陰陽

求心力が勝っていると、重さ、凝集・圧縮、活動、下降といった陽性な現象を生みます。反対に遠心力が勝っていると、軽さ、拡散・分離、静謐（せいひつ）、上昇といった陰性な現象を生み出します。

例えば人参を見てみると、根は重く葉は軽い。根は一つに凝集・圧縮した状態。葉は複数に拡散・分離した状態。根は地球の中心に下降し、葉は大空へ上昇します。

また、根はオレンジ色で活力を、葉は緑色で静寂を感じることができます。

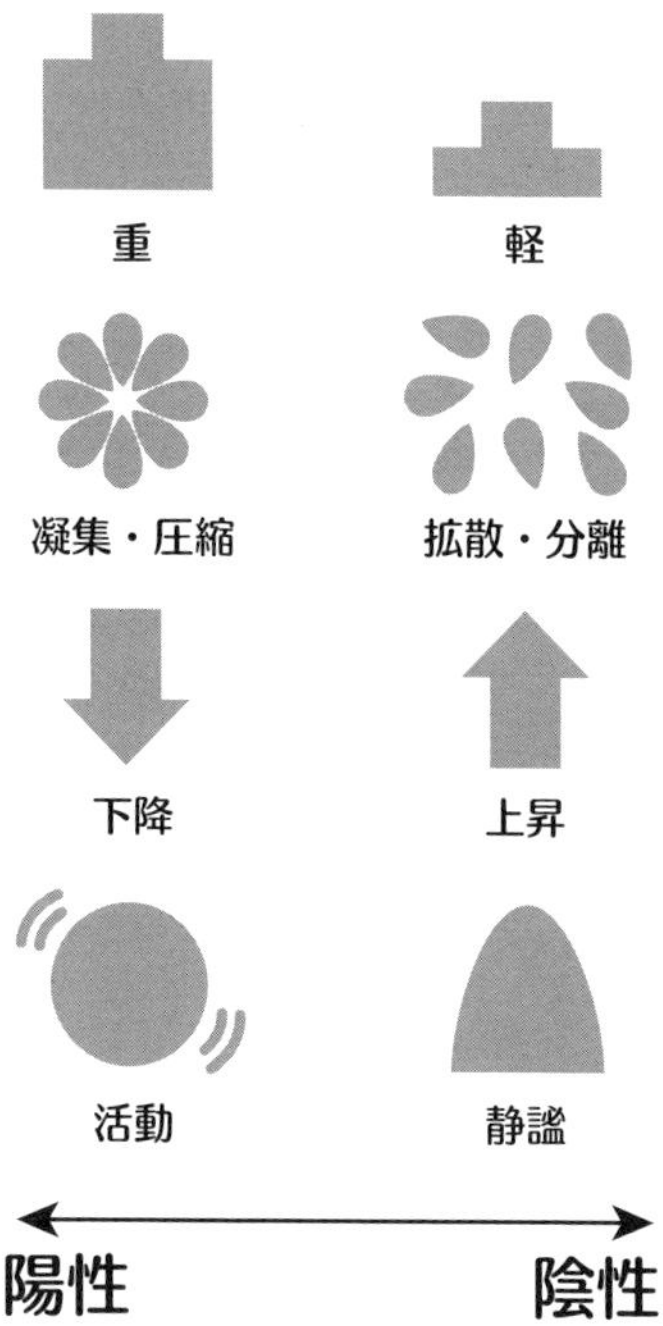

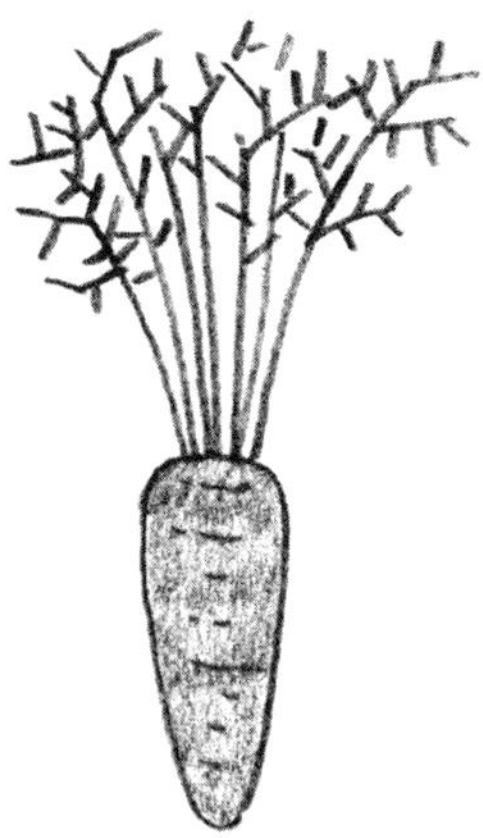

感情の陰陽

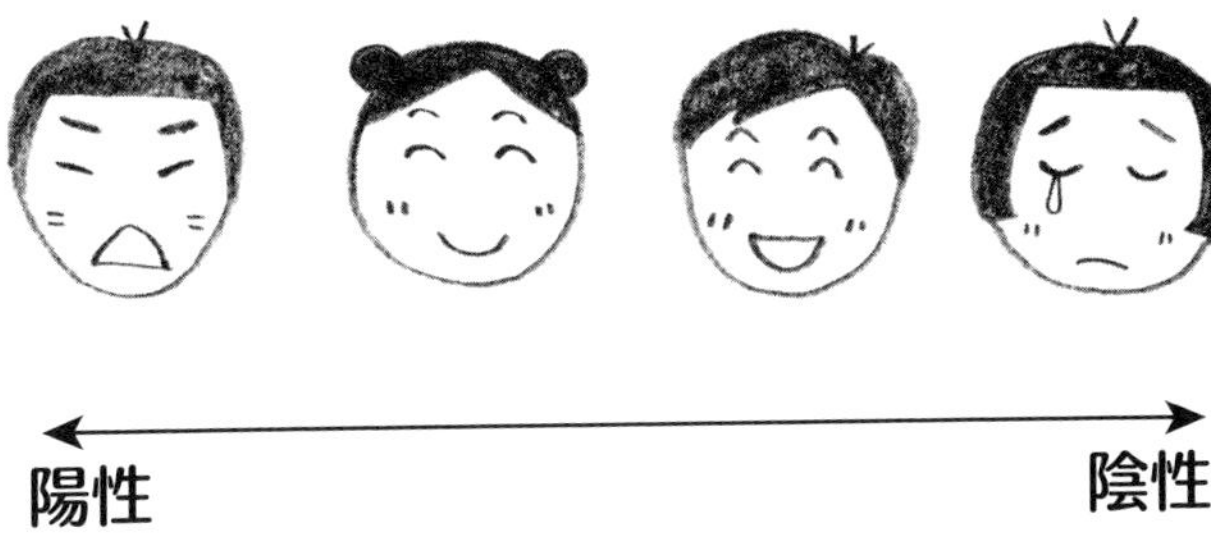

感情の陰陽は、怒っている時が一番陽性です。怒っている人は興奮して熱くなり、顔を赤らめ怒鳴り散らします。

喜んでいる人は、緩やかな興奮と高揚感で満たされ、嬉々として饒舌になります。

楽しんでいる人は、リラックスして落ち着いています。多幸感にあふれ穏やかに語ります。

哀しんでいる人は一番陰性です。失望して体に力が入らず静かに黙って涙にくれます。

感情の陰陽は、自分の気分の移り変わりでも判断できます。自分がイライラして怒りっぽくなっていれば陽性過多。どうしようもなく哀しくてやりきれない時は陰性過多になっているといえます。

陰陽のイロハ

時空の陰陽

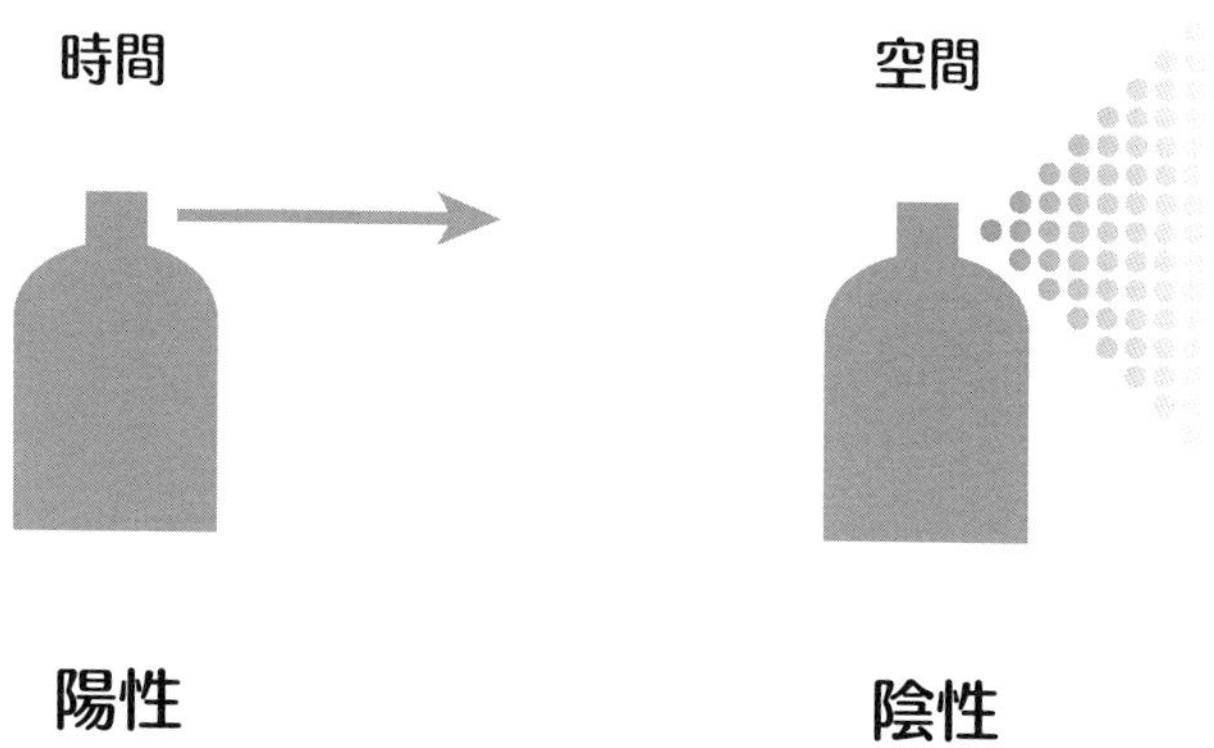

時間は陽性で、空間は陰性になりますが、時空の陰陽はなかなかイメージができません。例えるなら、霧吹き器の噴射口を絞って、一直線に水を噴射しているのが時間、噴射口を開いて霧状に広がっているのが空間と捉えてみてください。

水が一直線に進むのは、噴射口を絞って圧縮する陽性な力の現れ。一方、水が霧状に広がるのは、噴射口を開いて拡散する陰性な力の現れだとわかります。しかし、どちらも同じ水（エネルギー）であり、時間と空間は、同じものではありますが違う見方なのです。

私たちが時間を感じているときは、水の直線的な流れの中にいますので、時間は一方向に流れて、戻ることができないように感じます。これは、車で高速道路をすごいスピードで走っていると視野が狭まり、前方の一点に吸い込まれて行くように感じることからもわかります。

私たちが空間を感じているときは、霧の中にいますので、焦点は無数に多方向に広がっているように感じます。これは、車でゆっくり走ると、視野が広がり、いろいろなものが目に入り、多方向に車を動かしたくなるように感じることからもわかります。

マクロビオティックの料理では、漬物のように野菜を陽性にしたい時は、時間（陽性）をかけてより求心力を高めます。逆に、青菜を冷ますなど陰性にしたい時は、ざるという空間（陰性）に広げてより遠心力を高めるというように時間と空間を利用します。

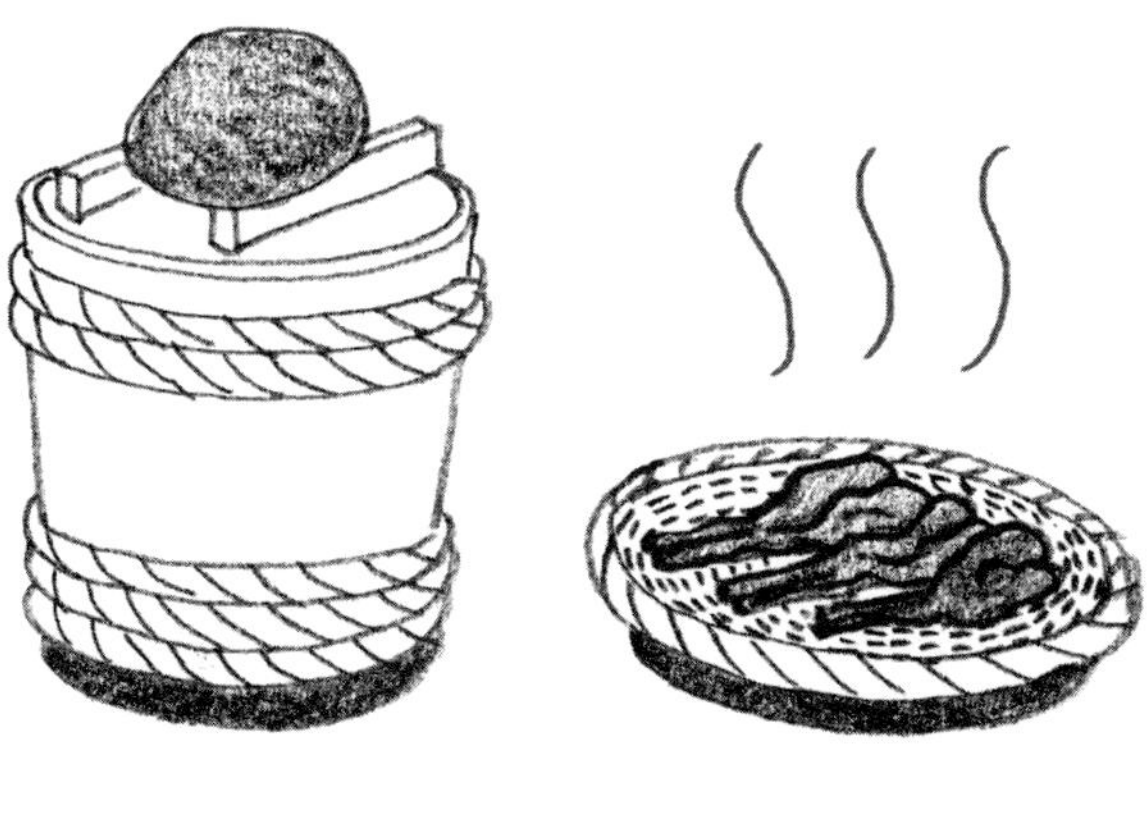

陰陽のイロハ

音の陰陽　波長の陰陽

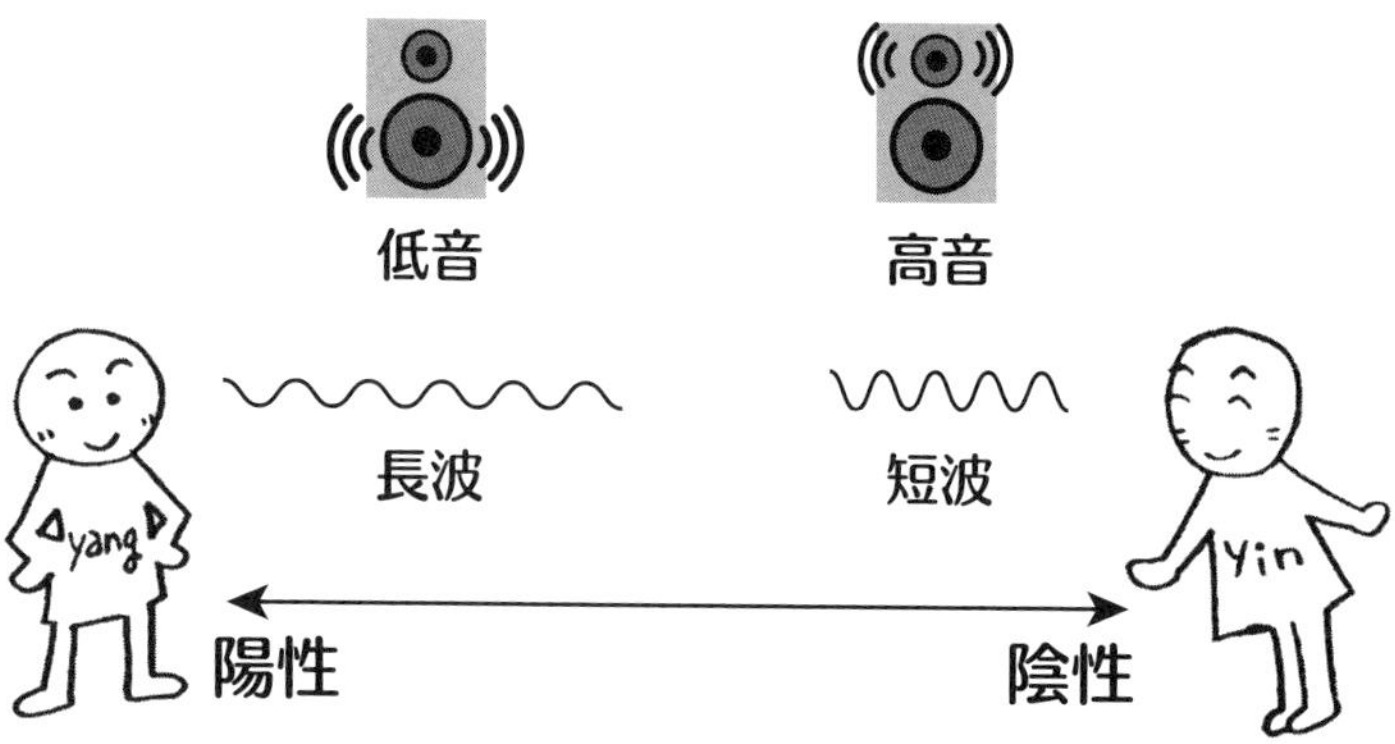

音を比べると、低い音を陽性、高い音が陰性となります。低い音は求心性が勝っており、重くお腹に響きます。高い音は、遠心力が勝っており、軽く頭に響きます。

音を波長と捉えると長波が陽性で、短波が陰性になります。同じ重さのものを、一個で水に落とせば、ゆったりとした長い波が起こります。一方細かく砕いて落とせば、短い波が連続的に起こります。

これは電波でも、光波でも原理は同じです。何らかの現象が空気や水などの触媒を通して伝わる時、陽性なものほど、長波になり、陰性なものほど、短波になります。

元素の陰陽

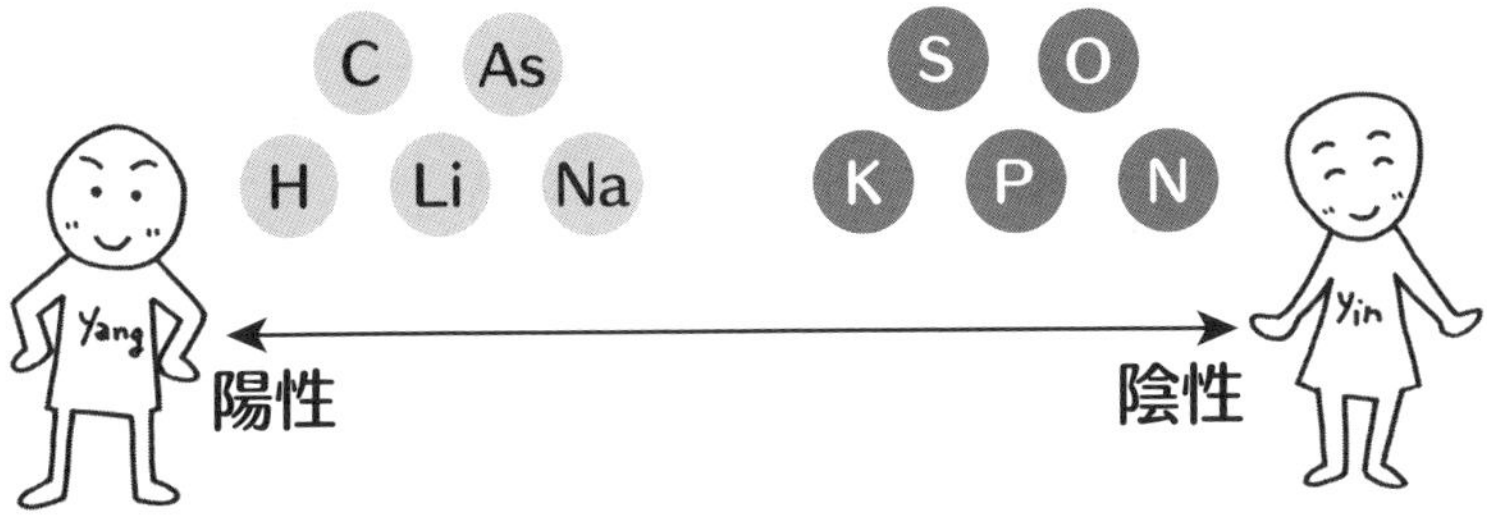

元素の陰陽は色によって決めます。元素を分光器にかけた時にオレンジから黄色のスペクトルを示す水素、炭素、リチウム、ヒ素、ナトリウムなどが陽性。緑から青色のスペクトルを示すカリウム、硫黄、リン、酸素、窒素などが陰性となります。マクロビオティックにおいて、ナトリウム(Na)とカリウム(K)は、陽と陰の代表的な元素です。

また元素構造の陰陽は陽子→中性子→電子の順で陰性となっていきます。

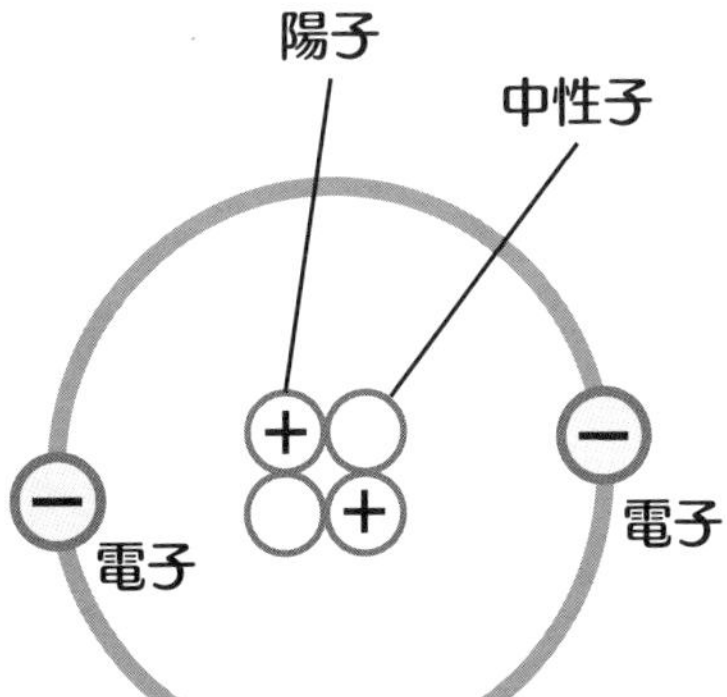

原子構造のイメージ

陰陽の見方の5つのポイント

ここでは、陰陽を判断するための5つのポイントを解説します。

Point 1

陰陽は相対的に見ていきましょう

私たちのものの見方には、「絶対的な見方」と「相対的な見方」という二つの見方があります。

例えば、「A君は明るい人だ」という見方があります。もう一つは、「A君は、B君と比べると明るい人だ」という見方があります。前者が「絶対的な見方」、後者が「相対的な見方」です。

「絶対的な見方」では、「A君は明るい人」という事実は固定的で変わりません。一方「相対的な見方」は、A君は、B君との比較によって「明るい人」と判断しているので、もしA君よりもっと明るいC君と比較す

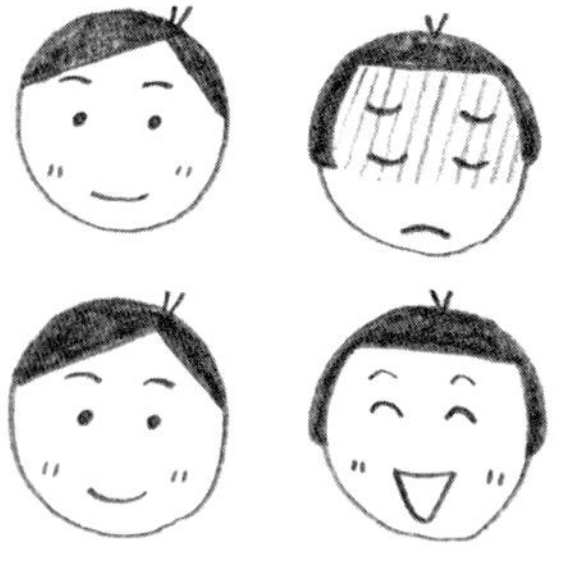

れば、「A君は（C君より）暗い人だ」と判断されます。つまり、比較する対象によってA君は「明るい人」から「暗い人」に変わってしまいます。

また「A君は（昔に比べて）明るい人だ」とか「A君は（学校の外では）明るい人だ」というように、時間や状況によって、A君の「明るさ」は決して固定的ではないと見ています。

陰陽の見方の大切なポイントは、常にこの「相対的な見方」をすることです。もっといえば、陰陽の見方において「絶対的な見方」は存在しません。ですから、「○○は陽性だ」といういい方は成り立たず、常に「○○は、○○より陽性だ」という表現になるのです。

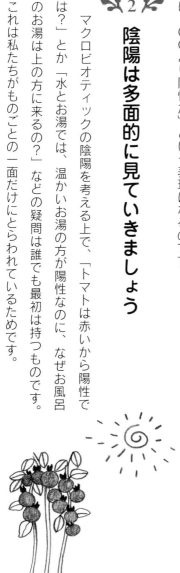

Point 2 陰陽は多面的に見ていきましょう

マクロビオティックの陰陽を考える上で、「トマトは赤いから陽性では？」とか「水とお湯では、温かいお湯の方が陽性なのに、なぜお風呂のお湯は上の方に来るの？」などの疑問は誰でも最初は持つものです。

これは私たちがものごとの一面だけにとらわれているためです。

確かに赤いトマトは「色」でいえば陽性です。でも水分が多いことや地上より上に実ること、夏という暑い季節にできることなど、陰性の要素がたくさんあります。何より真夏の暑い時、トマトは私たちにとってとてもみずみずしく美味しく感じられます。このようにいろいろな方向から多面的に陰陽を見ることが大切なのです。

水とお湯にしても、「熱」でいえば、お湯は水より陽性です。しかし、「重さ」でいえば、お湯は、水より軽いので陰性。また「状態」でもお湯は水より膨張して分子が緩んで気化状態にあるので陰性といえます。また、お湯は水の中で、上昇しながら拡散して行くことそのものが陰性と捉えられます。

「トマトが陰性だとしたら、色も形も状態もすべて陰性でないのはおかしい」とついつい思ってしまうかもしれませんが、そういった絶対的に陰性なものや陽性なものは、この世界には存在しません。

色や形、状態や熱など同じ次元で陰陽を比較して、全体として陰性寄りか陽性寄りかを決めていきましょう。

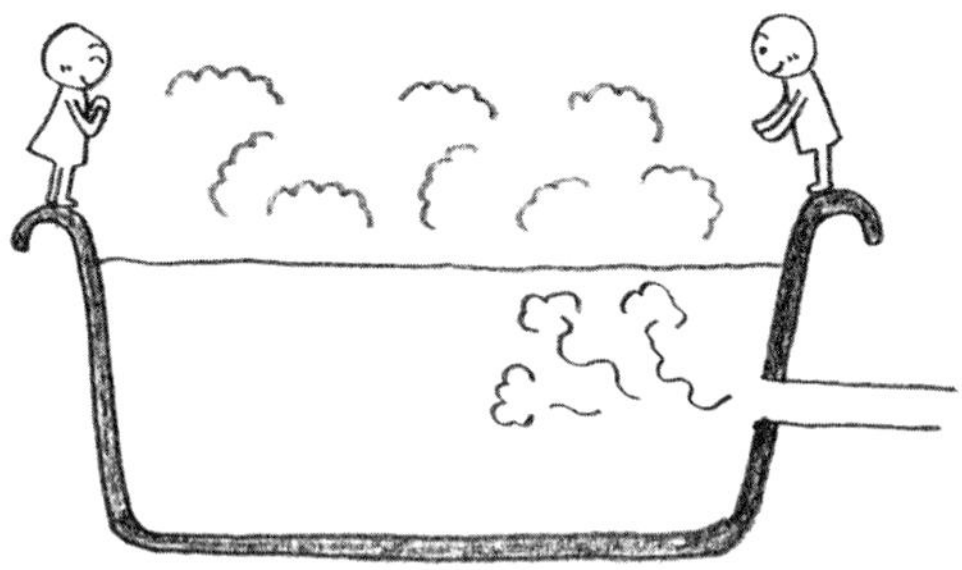

Point 3

陰陽は視点を変えて見ていきましょう

陰陽を見る視点をどこに置くかも重要です。

例えば硬い物質は、求心力が働いてギュッと凝縮していて構造的には陽性ですが、見た目に硬いものほど冷たく静かな陰性な印象を受けます。しかし、その構造の内側に視点をおくと、原子間の活動はより活発で、中心には熱が集中しています。

これは会議室に例えるとよくわかります。多くの人たちが、会議室にざゅうぎゅう詰めで集まって、活発に議論している時は陽性な状態ですが、会議室の外からでは、固くドアがしまっていて、静かに冷たく陰性に感じます。ところが会議が終わって、入り口が開き、わっと人々が拡散する陰性な状態になると、にぎやかで活発な熱気が伝わってきます。

しかし、逆に会議室の中にいると会議中は活発・熱気という陽性を感じますが、会議が終わって人々が去ってしまえば、静寂や熱気の冷めた陰性を感じます。これは、地球を外から見れば、静寂で冷たい印象を持ちますが、地球の中で暮らせば、さまざまなものが活動していることか

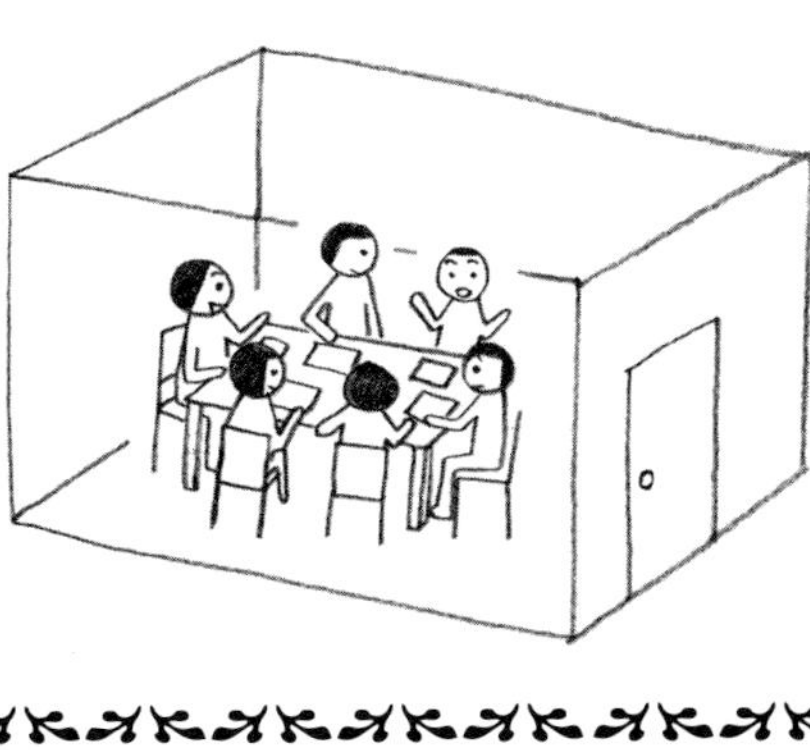

らもわかります。

ものごとの構造（形や状態、重さ、色など）は、比較的どの視点でもわかりやすいですが、そのものごとの働き（活動や熱）となると、その構造の外側で見ているか、内側で見ているかで陰陽が逆転してしまうことに注意をしましょう。

Point 4

陰陽は目的をもって見ていきましょう

陰か陽かを判断するとき、その目的が何かでも陰陽は変わります。

食べる目的の人にとっては、「トマトは体を冷やすので陰性」といえます。しかし、サラダを作る人で、見た目を華やかにする目的でトマトの赤い色をトッピングする場合は、その人にとっては「トマトは華やかな陽性」と見ることになります。

同じように体を暖めたい人は、温かい空気を暖房にして陽性として利用します。一方、気球で大空を舞いたい人は、温かい空気を上昇気流にして陰性として利用します。このように陰陽は目的があってはじめて決まっていくことを覚えておきましょう。

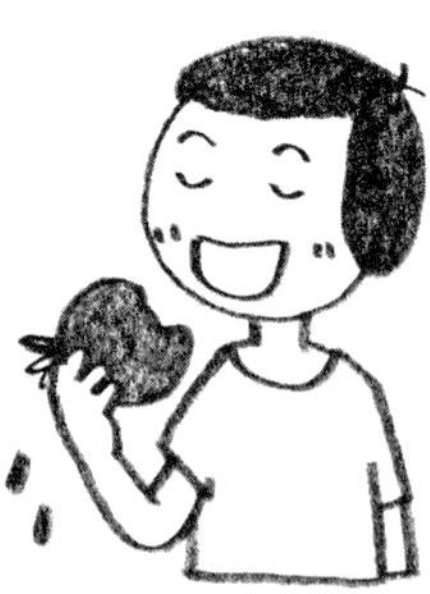

Point 5

陰陽を善悪と捉えないようにしましょう

陰陽の見方の最後のポイントは、陰陽は決して善悪の価値判断ではないということです。一般的に「陽」は明るく晴れやかなイメージ、「陰」は暗くジメジメしたイメージがあるため、とかく「陽」が良くて、「陰」が悪いというように判断されがちです。

例えば、天と地を比べた場合、天は遠心性で広がりのある陰性で、地は求心性で固まっていく陽性という判断には、全く「善悪」の価値判断はありません。ところが、陽性は明るく晴れやかなイメージなので、太陽がある天こそが「陽性」であり、その陽の代表の男性が天帝としての支配者であるべきというような思想の展開をした中国のように、善悪の価値判断が入り込むと、陰陽判断がとても混乱したものとなってしまいます。

「砂糖は陰性で悪いもの」と思いがちですが、冬山（陰）で遭難し、食べ物がない空腹の状態（陰）では、チョコレートが命を救うほどのエネルギー源（陽）となることもあるのです。陰陽の判断において、善悪の価値観は手放しましょう。

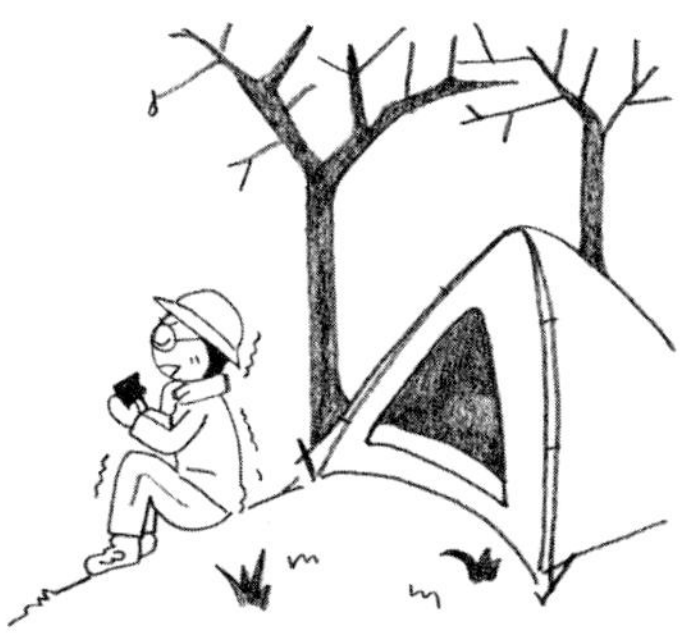

男性と女性

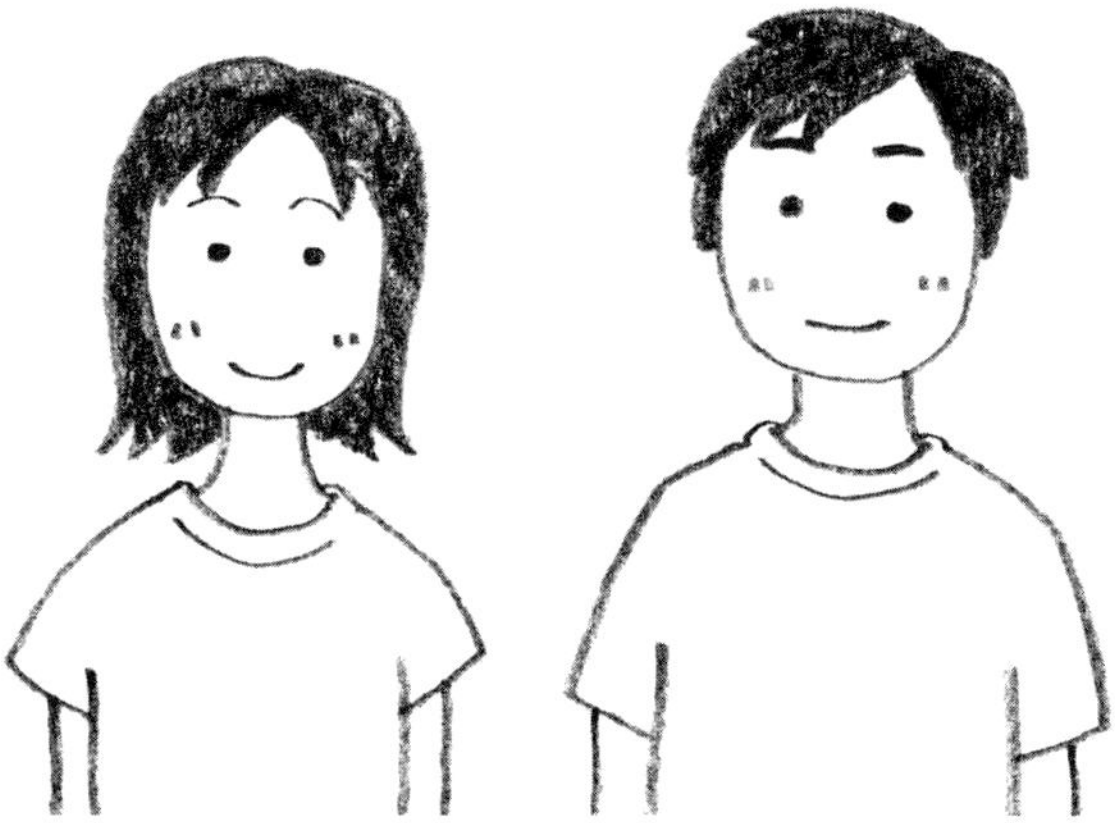

男性と女性は、陰陽の典型的な例えとしてよく使われます。お互いが相反する性質を持ち、相補いあう関係にあるので陰陽の特徴を見つけやすいといえます。それでは、男女の陰陽を見ていきましょう。

陰陽を比較する時は、対照的な側面を探していきます。例えば髪の毛。男性が比較的太く短いのに対して、女性の髪は細く長い。体の硬さでは男性は筋肉質で固く引き締まっていて、女性は脂肪質で軟らかい。体温はさほど変わりませんが、女性の方が冷えやすいといわれています。運動能力は男性の方が高く、より活発に動きます。女性は柔軟性が高く、より落ち着いて動きます。声も男性の方が低く、女性の声は高い。これらは、男性が陽性で女性が陰性であることの特徴といえます。

世界を陰陽で見てみよう

　では、男性と女性の形状で一番違いがあるところはどこでしょうか？　それは生殖器です。男性の生殖器は陰茎が植物の根のように下へと伸びていて気密な構造をしています。一方、女性の子宮は、植物の葉のように、上へと広がり中空な構造になっています。このことから、男性が求心力である陽性な影響を、女性は遠心力である陰性な影響をより受けていることがわかります。

　また、男性は陰茎がより固くなった時（陽性）、精子を放出します。女性の子宮では中空な空間（陰性）に卵子が降りてきます。精子は形状や拡散していく動きなどから陰性と捉えられます。卵子は逆に丸みを帯び下降していくことから陽性と捉えられます。これは、「陰が陽を生じ、陽が陰を生ず」の典型的な例とされます。このことからも陰性な精子を生み出す男性は陽性。陽性な卵子を生み出す女性は陰性と考えられます。

　ただこれらの比較は、あくまで「基本的要素」です。陰性な女性の中にもより陽性な女性もいれば、逆もしかりです。時代や環境によっても、男性が陰性化したり、女性が陽性化したりすることもあります。現代の男女ははたしてどうなのでしょうか？

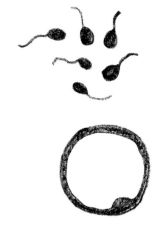

世界を陰陽で見てみよう

❖ 植物と動物 ❖

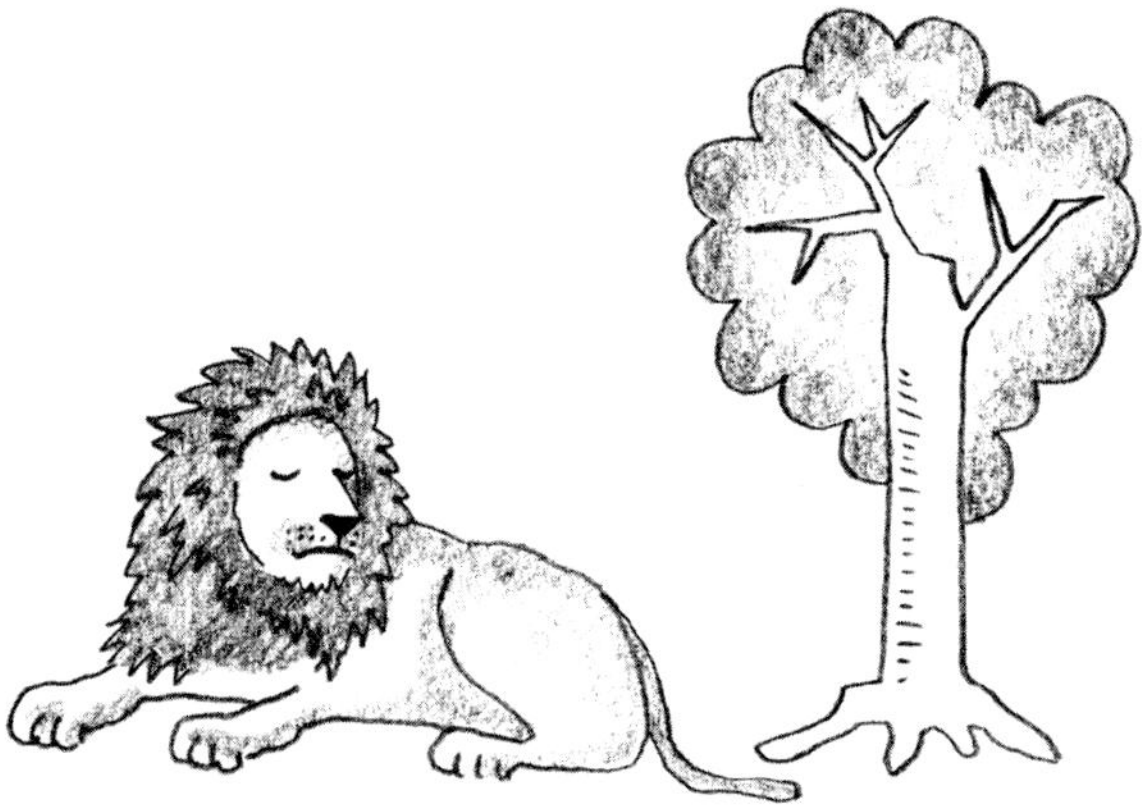

植物と動物の陰陽を比較することは、マクロビオティックの原理や宇宙の秩序を学ぶ上でとても大切になります。

まず活動では、植物は動きませんが、動物は動きます。熱では、植物には熱がありませんが動物には体温があります。形では、植物は比較的細長く縦に伸び、動物は丸みを帯びて横に伸びます。

また、植物は地中からエネルギーを吸収し、茎を上昇し、葉から発散（遠心性）します。動物は口からエネルギーを取り込み、内臓を下降しながら吸収(求心性)します。それによってできる植物の血液であるクロロフィルは緑色、動物の血液であるヘモグロビンは赤色です。これらの要素は、植物が陰性で動物が陽性であることを示しています。

世界を陰陽で見てみよう

では、植物と動物はどのような関係でしょうか。すべての動物は、植物を食べて生きています。肉食動物の食べ物も草食動物です。つまり、動物という陽性は、植物という陰性を元に生まれてくることになります。

一方、植物は、元素の塊である大地から養分を取り込んで生長します。大地とは地球のことです。地球は絶え間なく動き回っている陽性なので、大地という陽性から植物という陰性が生まれてくることになります。

このように「陰が陽を生じ、陽が陰を生ず」と示されるように、私たちは、陰陽の秩序から生まれていることが、植物と動物を比べることでとてもよくわかります。

もちろんここでも忘れてならないのが、植物の中にも陰陽があり、動物の中にも陰陽があるということです。特に、動物の中でも四足の動物と直立する人間はどちらが陰性陽性でしょうか？　このように常に問い続けることが陰陽の理解につながるのです。

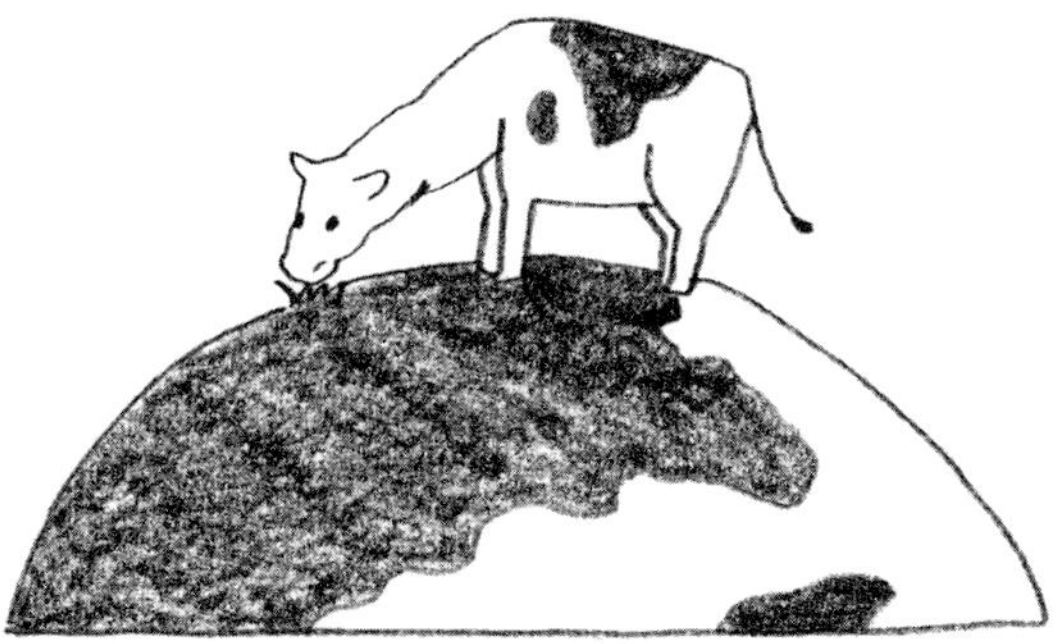

山と海

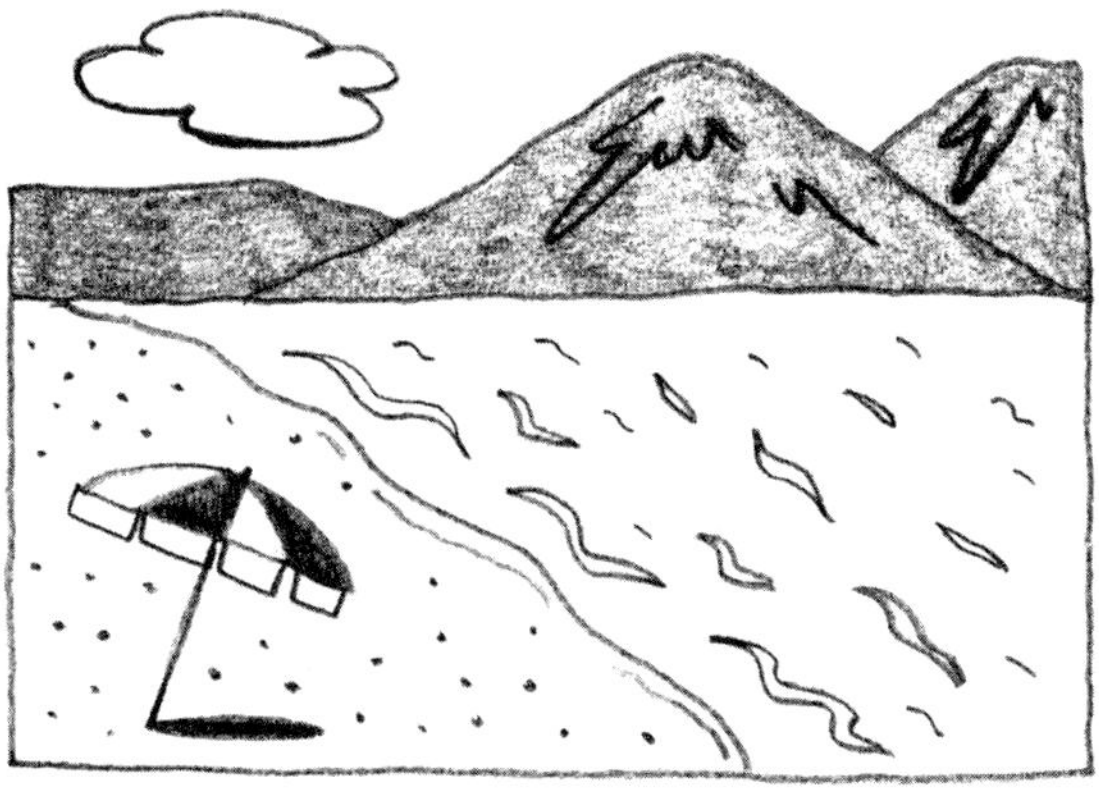

夏休みに遊びに行くとしたらあなたは山派？　それとも海派？

山と海の対照的な側面を見てみましょう。まず高さ。山は高く、海は低いところにあります。そして、気温。山は登れば登るほど気温が低くなります。逆に海辺は比較的温かいでしょう。また山はシーンと静かですが、海はいつもザブンという波の音がしています。

山は登って行くと、空気が澄んでとても清々しい気分になります。山の湧き水はとても冷たくてスッキリしています。海に行くと、空気は塩気を帯び、海の水も塩っぽくて、山の湧き水と比較すると温かいです。これらの特徴は山が陰性で、海が陽性であることを示しています。

昔から山は神聖な場所として考えられ、お

世界を陰陽で見てみよう

坊さんが修行などでこもりました。これは肉体の欲望という陽性を押さえるために山の陰性を利用して、精神性という陰性を高めようとした行為といえます。また、体の弱い人は、海の近くで療養しました。これも肉体の虚弱や不活性という陰性を海の陽性で補おうとした行為といえます。

みなさんも山と海に行って気分の違いを感じてみてください。山では内省的になり人生を考えたくなったのに、海に行くとそんなことは忘れて開放的になり、元気に砂浜を走り回ることがあるかもしれません。

また日本は島国で、中央に高い山脈、両脇に海という陰陽がはっきりした地形をしています。その山と海の中間に育つのがお米です。お米という中庸な食べ物を主食として、山と海の食べ物から少しずつ陰陽をいただく。そんな日本食の陰陽バランスを、日本の地形から考えていくのも面白いかもしれません。

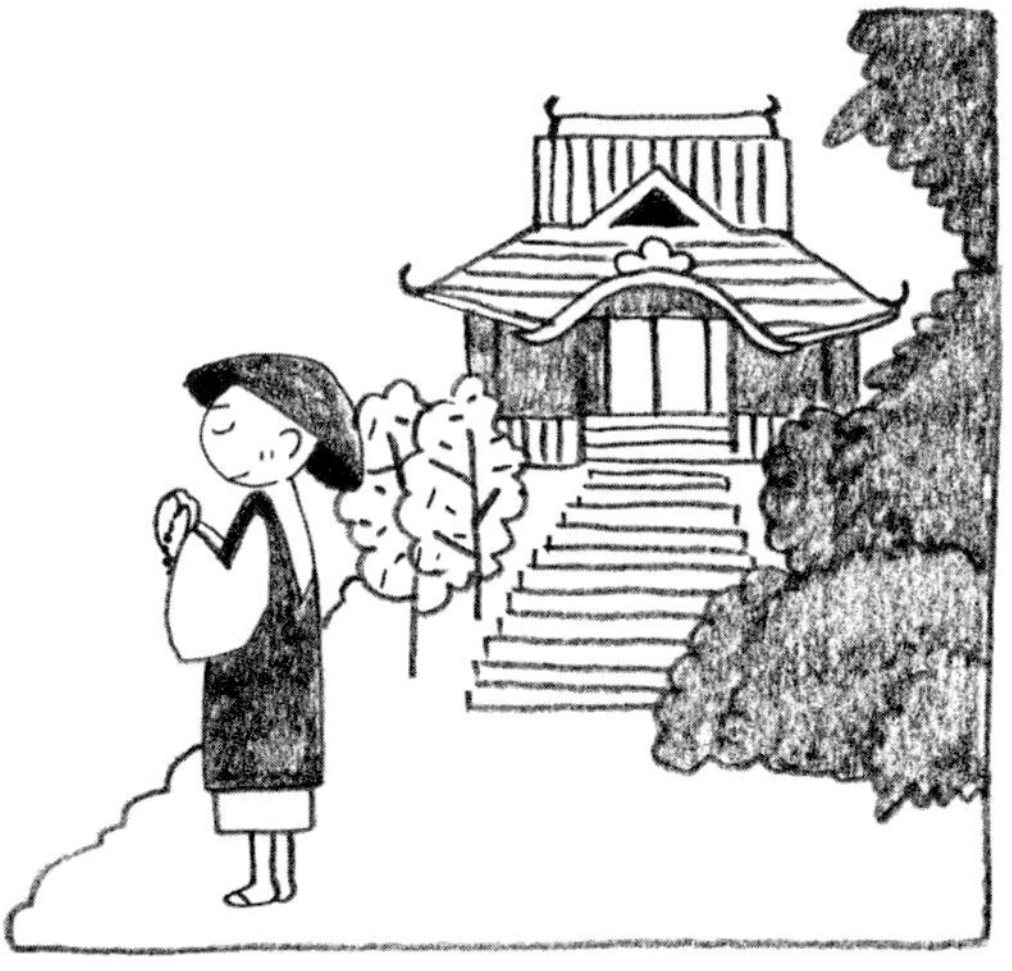

❖ 南国と北国の食べ物 ❖

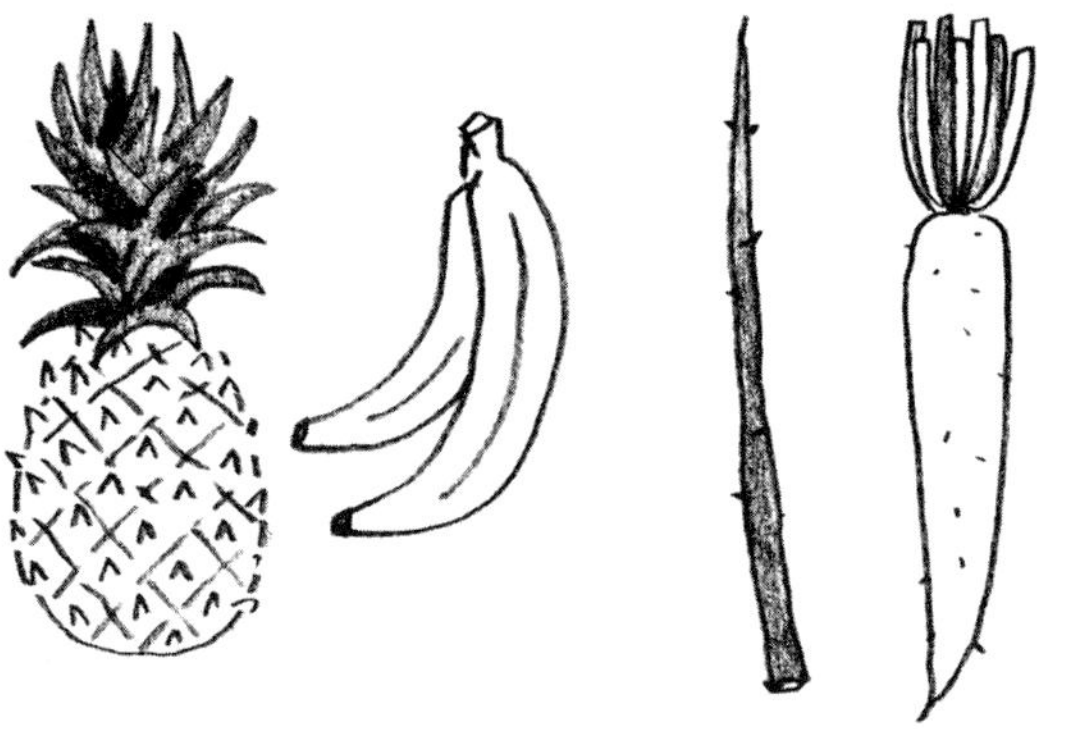

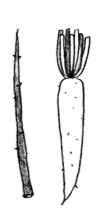

方角を考えるときは、北半球と南半球では逆になるので気をつけましょう。ここでは、北半球での陰陽を考えます。

まず南国は暑いので環境は陽性です。そこでは、葉物や香辛料、果物、イモ類が多く採れます。これらの作物の特徴は、「上に伸びて大きくなる」「辛くて匂いがきつくなる」「水分が多くやわらかくなる」「甘くなる」「カリウムが多くなる」という陰性な要素となります。

一方、北国は寒いので環境は陰性です。そこでは、根菜類や雑穀などが多く採れます。これらの作物の特徴は、「下に伸びる」「水分が少なく硬くなる」「小さくなる」「ナトリウムが多くなる」という陽性な要素となります。

また食べ方においても、南国は「生のまま」「調理時間が短い」、「甘くする」「香辛料をよ

世界を陰陽で見てみよう

く使う」など陰性な要素が多く、北国では、「よく火を通す」「調理時間が長い」「塩辛くする」などの陽性な要素が多いことがわかります。

これは「陰が陽を生じ、陽が陰を生ず」という陰陽の原則から、南国（陽性）では、体を冷やす陰性な作物が採れ、北国（陰性）では、体を温める陽性な作物が採れるというマクロビオティックの基本的な考え方を示します。

では、陰性な環境で採れる食べ物はすべて陽性でしょうか？　キノコは、山の日陰のジメジメした陰性な環境で育ちます。寒い環境で大きくなる山菜もあります。

陰陽は一面だけで捉えてしまうとこれらの例は矛盾と感じてしまいます。

しかし、陰陽の原則には「陽は陰を、陰は陽を引く」や「万物その内奥に陽を蔵し、外面に陰を負う」というものがあります。陰性な環境で大きくなるものは、内側に強力な陽性を持っています。中心に陽性が強いと、環境の陰性をより多くとり込み、大きな陰性をまとっていきます。

椎茸を干すとカチカチに固まり（陽性）ます。動物は元々陽性なので、寒い環境では多くの陰性をまとっていきます。

陰陽で世界を見るときは、12の定理に照らしあわせていろいろな可能性を見ていきましょう。

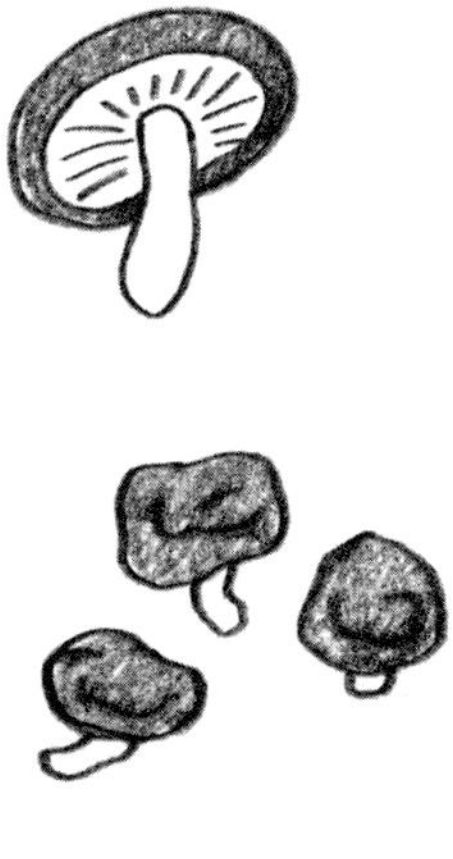

世界を陰陽で見てみよう

❖ 晴れの日と雨の日 ❖

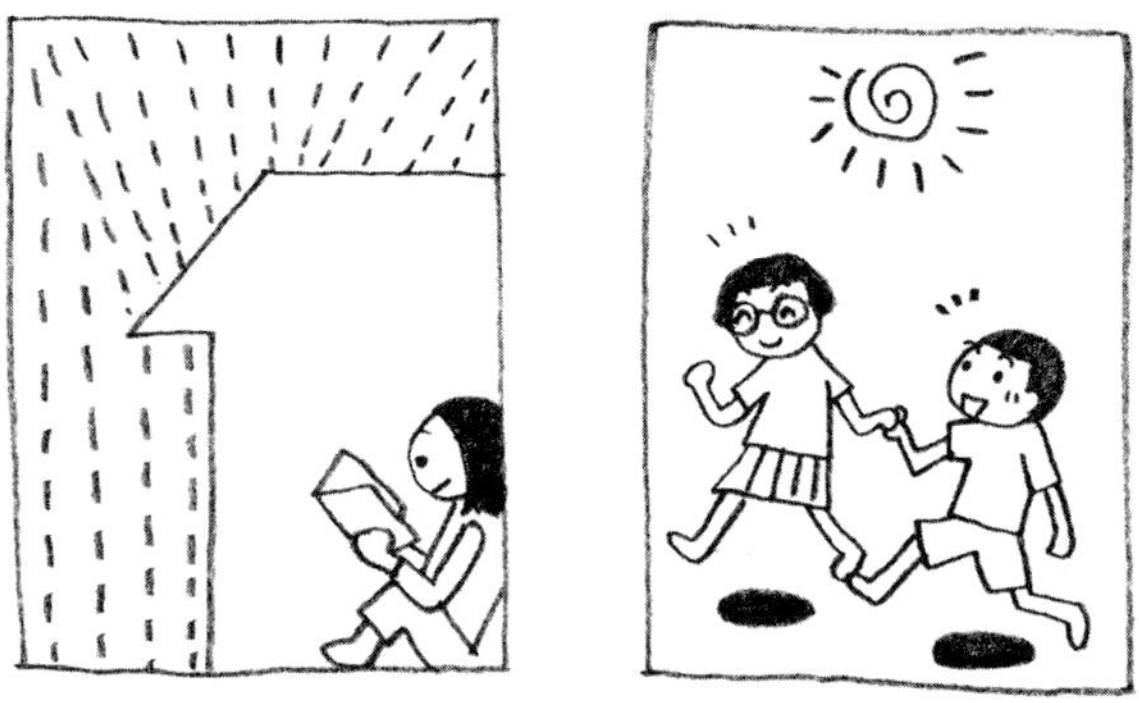

晴れている日と雨が降っている日、どちらが好きですか？

同じ季節で比べると、晴れている日は、太陽が出て明るく暖かく、洗濯物もカラッと乾き、気分も陽気になり、外へ出て動き回りたくなります。一方、雨の日は、曇天で暗く寒く、ジトジトして、気分も塞ぎがちで家の中で静かにしたくなります。これらの要素は、晴れの日が陽性で雨の日が陰性であることを示しています。

また、晴れの日は、下降気流が起きていることから、より求心力の影響を受けていることがわかります。そして、太陽という陽性に暖められた地表が今度は上昇気流を起こし雲を作り雨を降らすことから、雨の日はより遠心力を受けていることがわかります。もちろ

世界を陰陽で見てみよう

ん、その陰性な雨が、今度は地表を冷まし、というように晴れと雨はお互いが補いながら展開していく陰陽だということもわかります。

昔から「晴耕雨読」ということわざがあるように、晴れという陽性には、立ち上がってエネルギーを外に拡散・消費（陰性）させます。これが「耕す」という肉体活動として例えられます。一方、雨という陰性には、座ってエネルギーを内側に集中・蓄積（陽性）させます。これが読書という精神活動として例えられます。「晴耕雨読」は、まさに陰陽調和の理をあらわしたことわざなのです。

では、今度は晴れや雨の中の陰陽を見てみましょう。カンカン照りは陽性、うららかな日差しはそれに比べて陰性です。雨の日はどうでしょう。霧雨や小雨は陰性、土砂降りや豪雨は陽性と捉えることができます。このように陽の中にもまた陰陽があり、陰の中にもまた陰陽があることを常に考えていきましょう。

また、日照りという陽性があまりにも長く続き作物が枯れ、困っている人には、久しぶりの雨という陰性が踊りだすぐらい嬉しく感じることもあります。ですので一概に陰性＝暗く寒いわけではありません。時と場合によっては陰性な雨が明るくキラキラした光に見えることも忘れないようにしましょう。

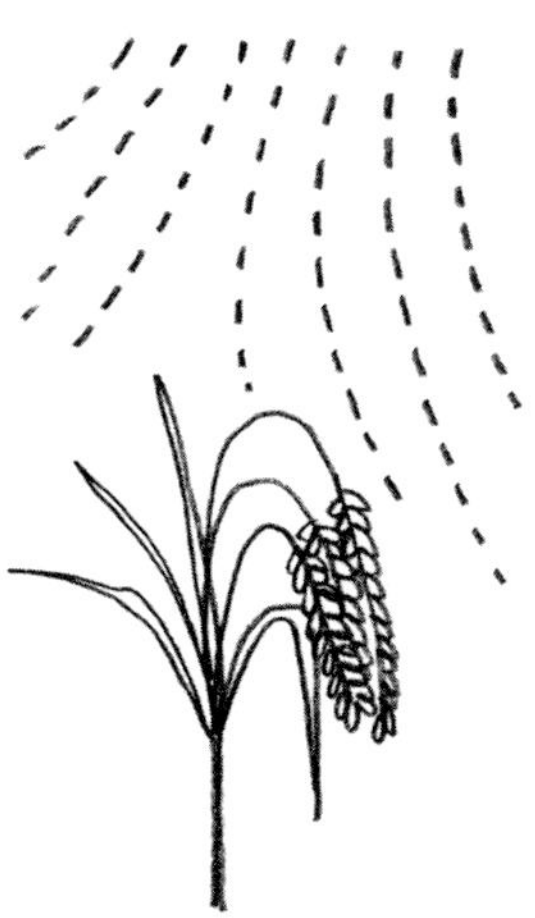

❖ 台風と竜巻 ❖

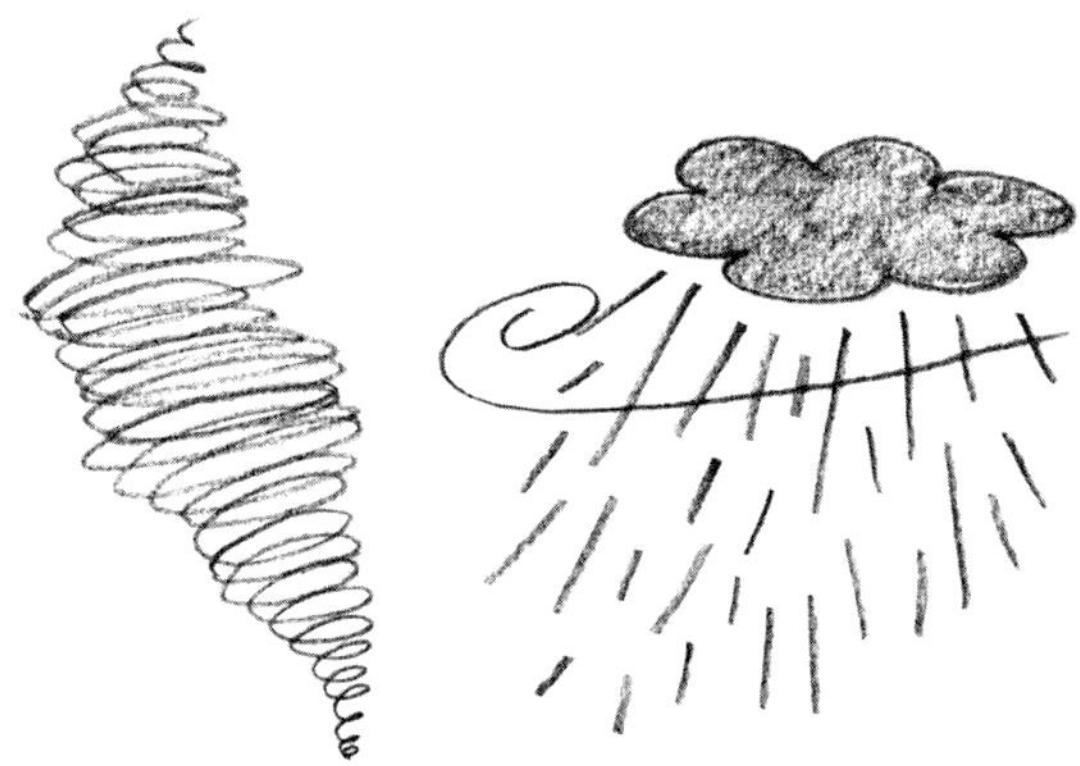

台風と竜巻は、両方、夏から秋にかけての積乱雲が作りだす回転する気象現象です。

まず形を比べると台風は、大きく広がっていて中心に台風の目といわれる空洞がある中空構造であるのに対し、竜巻はより中心にくびれた密集構造になっています。動きでいえば、台風の回転は遅く、ゆっくりと広範囲を移動するのに対し、竜巻は高速回転で、狭い範囲を激しく動きまわります。そして、台風は、雨を含んだ風を起こし、竜巻は、乾燥した風を起こします。また、台風は長い時間、より広範囲にゆっくりと被害を及ぼすのに対し、竜巻は短い時間で局地部に集中的な被害を及ぼします。これらの要素は、台風がより陰性で、竜巻がより陽性であることを示しています。

台風も竜巻も、上昇気流が作る積乱雲が生

世界を陰陽で見てみよう

みの親ですが、台風は赤道に近い熱帯（陽性）の海で、太陽に暖められた海水の上昇気流という遠心性により強く支配されています。

一方、竜巻は上昇気流によってできた積乱雲が上空の温度で急激に冷やされ、冷たい空気が積乱雲の底にたまり、その一部が下降気流を起こし、温かい地面からの上昇気流とぶつかり激しい回転運動を起こします。つまり、竜巻は下降気流という求心性の影響をより強く受けているということになります。竜巻の発生時を観測すると積乱雲の下から地上へ下降し、砂埃を巻き上げて上昇して行くことがよくわかります。

竜巻が起きるのは、熱帯の海ではなく、陸地や比較的北の方で起こることや、起きる季節が、台風より少し遅いことなど、熱帯の陽性に対して、より寒冷な陰性な要素があることに注意しましょう。

もちろん台風も遠心性だけでは成り立ちません。赤道直下では台風はまだ大きな湿った上昇気流の低気圧でしかありません。その低気圧が、日本やアジア大陸の寒冷地域から流入する冷たい空気が下降してきて、上昇する気流とぶつかって渦になり大きな台風へと成長していきます。

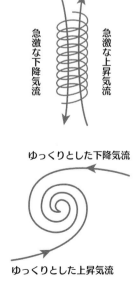

❖ 玄米と白米 ❖

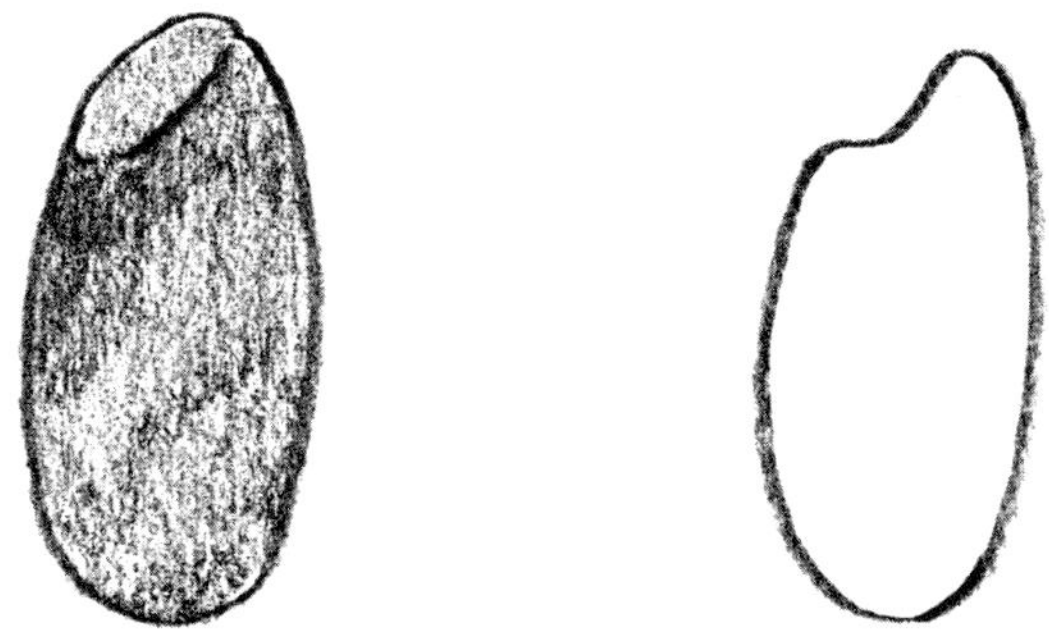

玄米と白米を比較することは、自然のものと加工品という次元が違うので、とても複雑な判断になることに注意しましょう。

例えば玄米とキビなどの雑穀を比べた場合、大きさや形、育つ環境などから比較的わかりやすく陰陽を判断できます。

一方、玄米と白米は、玄米の方が茶色いので陽性、白米の方が白いので陰性といった見かけなどの単純な判断ができません。

なぜなら白米は、カリウムやビタミン類などの周辺にある陰性な成分が取り除かれ、ナトリウムなどの陽性な成分だけが残っている状態にあるからです。

逆に玄米は、陰性な外皮をしっかりと持っているので、「万物その内奥に陽を蔵し、外面に陰を負う」ということから、生のお米の段階では白米が陽性で、玄米が陰性といえるのです。

しかし、白米と玄米を食べるには、水に浸けなくてはなりません。白米は陽性であるがゆえに、水という陰性を引きつけて大きく膨張します。一方、玄米は外皮の陰性が水の陰性と反発してなかなか水を吸い込みません。

この段階では、陰性を大きく引きつけた白米は陰性、そして陰性をあまり引きつけない玄米が陽性に変化していることに注意してください。

そして炊く時は、陰性になった白米は、すぐに熱という陽性を引きつけ、短時間でやわらかくふっくらした陰性なごはんに仕上がります。

一方、陽性になった玄米は、熱という陽性を反発し、なかなかやわらかくなりません。その分多くの熱と時間という陽性が加わり、陽性なごはんに仕上がります。

実際炊きあがった白米と玄米を食べてみると、どちらが陰性か陽性かは直ぐにわかりますね。しかし、マクロビオティックの陰陽では、陽性な白米と陰性な玄米が、調理という空間や時間の中で、どう変化して行くかを観察することがとても大切なのです。

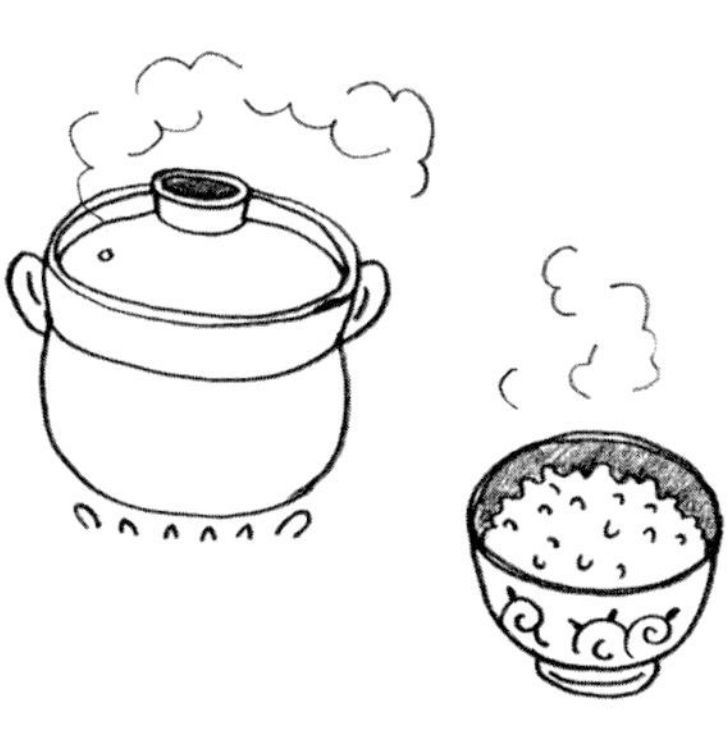

世界を陰陽で見てみよう

❖ 赤ちゃんと老人 ❖

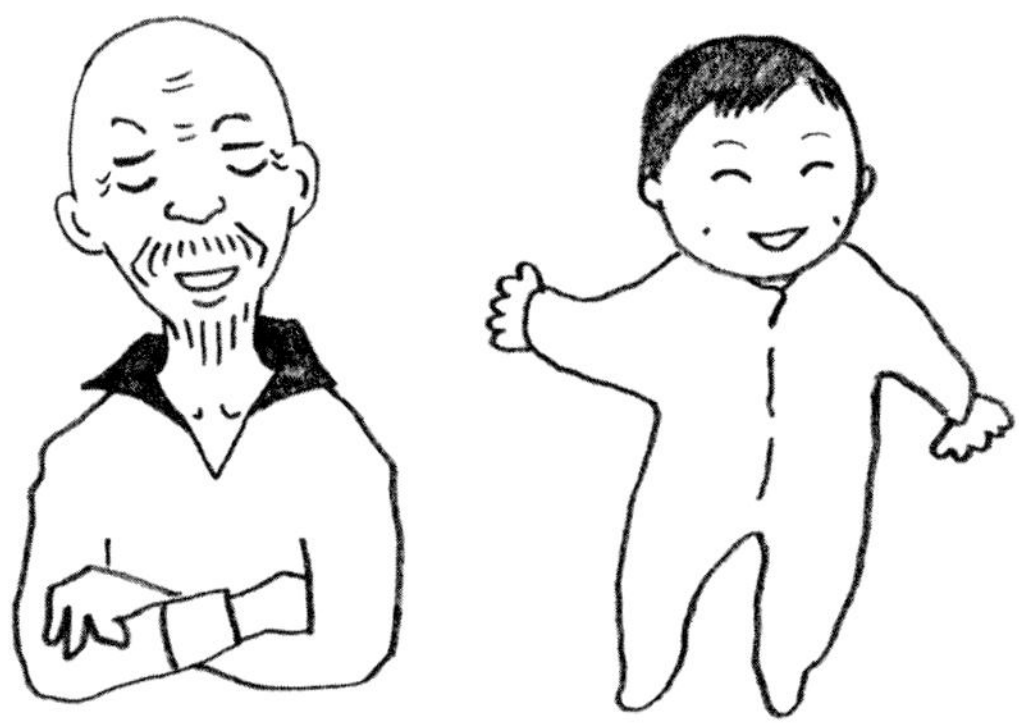

赤ちゃんと老人の陰陽を比較することは、そのまま生と死の陰陽を考えることにもなります。

まず形からいえば赤ちゃんはギュッと凝縮して丸く小さく、老人は縦に細長い。体温では、赤ちゃんは高く、老人は低い。動きや音では、赤ちゃんは常に手足をギュッと握りバタつかせギャーギャーと泣きます。老人は動きが少なく力なく静かにしています。色も赤ちゃんは赤く、老人は青白いです。これらの要素は、赤ちゃんが陽性で老人が陰性であることを示しています。

人間の誕生の象徴である赤ちゃんは、その名の通り求心力を強く受けた陽性の固まりです。産み落とすといわれるように実際に子宮を回転しながら下降してきます。そして、寝て

世界を陰陽で見てみよう

いる状態からよちよち歩きになり、立ち上がれるようになり大人になっていきます。つまり、大人は、陽性優位の子ども時代から、陰性が増大し、ちょうど陰陽が調和された状況になります。人間として精神性活動（陰性）と肉体活動（陽性）のバランスがよい安定期といえます。

そして老人は、陽性の減少から、遠心力を強く受けた陰性優位の状態になります。肉体の活動が少なくなり精神活動が多くなります。最終的に陽性が消失すると陰性の拡散がとまらなくなり、形を無くして死んでいきます。昔から人が死ぬと「昇天」とか「隠れる」などと表現されるのはこのためですね。

ただ老人を観察すると決して陰性に見えないこともあります。肉体は縮み、硬く水分がなくなり、腰が曲がって、頑固で怒りっぽい陽性な老人もたくさんいますね。

これは赤ちゃんは陽性であるがゆえ、肉体に陰性な水々しさや柔らかさを引きつけ、老人は陰性であるがゆえ、肉体に陽性な乾燥や硬さを引きつけているとも捉えられます。

また別の見方で、赤ちゃん（陽性）→大人（陰性）→老人（陽性）→死（陰性）というように「陰が陽を生じ、陽が陰を生ず」ということから理解することもできます。

生と死の陰陽を考えることは、自分の人生観を見直すことにもなります。ぜひ多面的に考えてみてください。

❖ 自律神経 ❖

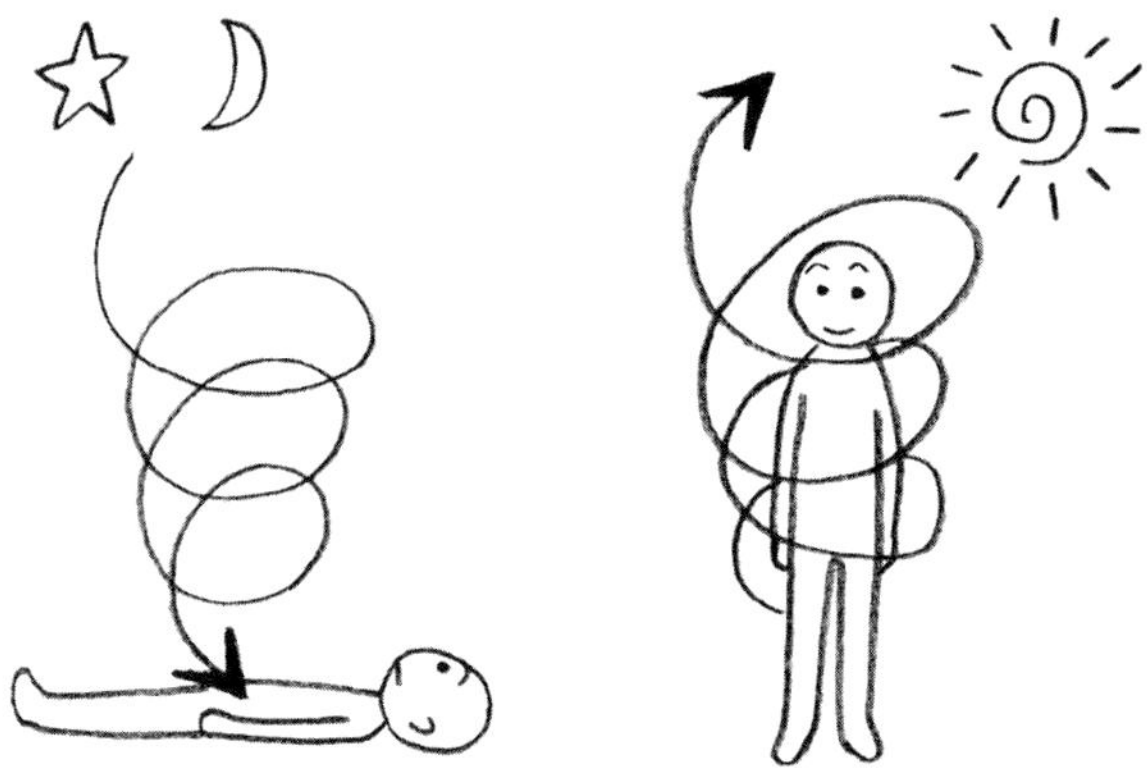

自律神経は自分の意志で働かすことができません。環境によって自動的に働かされる、ちょうど昆虫の触角のようなもので、環境が陽であれば陰の神経が、環境が陰であれば陽の神経が働きます。

つまり、昼という陽性時に作動する交感神経が陰性、夜という陰性時に作動する副交感神経が陽性といえるのです。形の上でも交感神経は、脊髄の外側に広がり体の表面を周る陰性な形、副交感神経は逆に体の内側へと向かう陽性な形になっています。

交感神経は、より遠心力の影響を受けた体の外側に広がるアンテナで、副交感神経は、より求心力の影響を受けた体の内側に集中するアンテナといえます。

昼間のように体の外側に注意するものがあ

世界を陰陽で見てみよう

る場合、外の情報を受けるために、私たちの体は交感神経という開いたアンテナが動きます。瞳孔が散大したり、鳥肌が立つのも外の情報を受けようとする陰性な作用です。

そして受け取った現象を解析・対応するために、体は活発に動き始め、血圧が上がり、集中力が高まる陽性な状態になります。そして、体は筋肉などの外側にエネルギーを消費していきます。

一方、夜のような体の外側に注意するものがない場合は、副交感神経という内側に向いたアンテナが動きます。瞳孔が縮小するのも陽性な作用です。外側から情報が入ってこないので、体の反応活動は抑えられ、血圧が下がり、リラックスします。その結果、エネルギーは体の内側へ貯めこまれていき、胃腸の活動が活発になっていきます。

昼間（陽性）に対して、人間は体を立たせ（陰性）、交感神経を優位にする陰性な状態で臨み、エネルギーを外側に放出します。そして、夜（陰性）に対しては、体を横にさせ（陽性）、副交感神経を優位にする陽性な状態で臨み、エネルギーを内側へと溜め込みます。陽には陰、陰には陽という宇宙の調和の中で人間は生かされていることがよくわかります。

一般的には交感神経が陽性、副交感神経が陰性と捉えられがちですが、マクロビオティックの陰陽では、このように多面的に捉えていくことが大切とされます。

世界を陰陽で見てみよう

❖ 戦争と平和 ❖

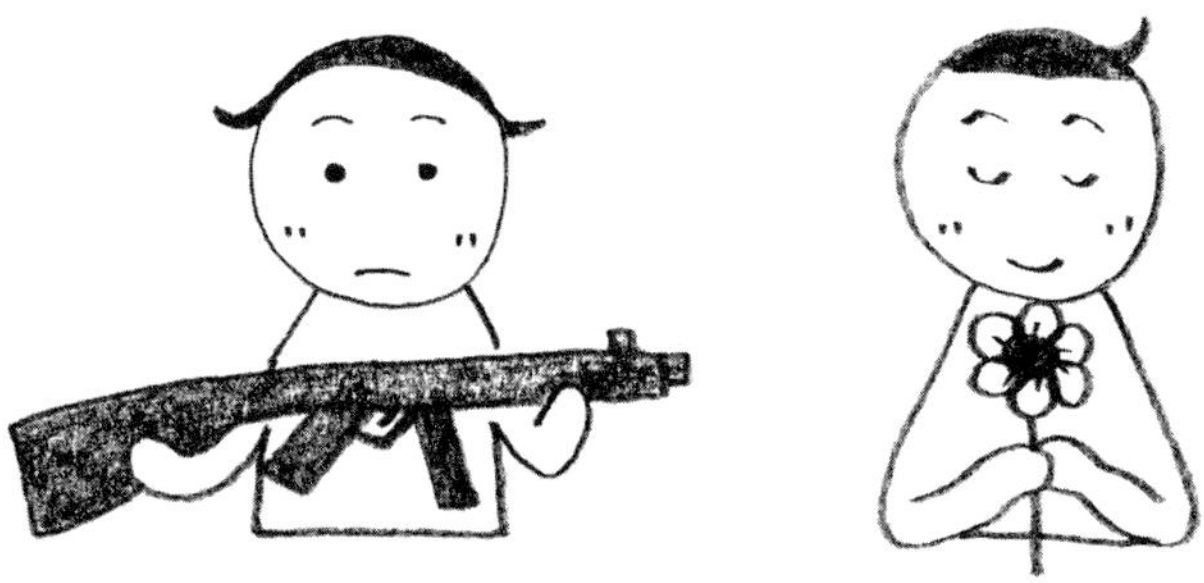

「戦争はなぜ無くならないの?」という疑問は誰もが持つものです。では、戦争と平和を比較して陰陽を見てみましょう。

まず戦争はたくさんの火薬を使います。そして戦場では多くの男性が活発に動きます。命が脅かされるのでみな緊張状態にあります。また、戦争を起こす原因は、相手に対する激しい怒りといえます。これらはみな陽性な要素です。

それに対し平和な時は、それほど火を使いません。平和な社会では、多くの女性が活躍します。みんな安心してリラックスした状態にあります。平和のあるところにはお互いの協調があります。これらはみな陰性な要素といえます。

しかし、協調という陰性な状態は、芸術な

世界を陰陽で見てみよう

どの精神的文化の進歩を促す一方で科学技術や社会構造のマンネリ化を引き起こします。するとそれを打破するために競争という陽性な活動が起こります。競争は、科学技術などの物質的文化の進歩を促します。しかし、結果的に戦争になり社会を破壊してしまうので、人々はまた平和な時を望むようになります。

つまり、戦争と平和はお互い対照的な陰陽関係にあり、男性は女性がいないと成り立たないのと同じで、戦争がなければ平和が成り立たないという関係にあります。それは人類の歴史をみれば明らかです。戦争と平和は、いわば人類の活動（陽）と休憩（陰）みたいなものなのです。

では「戦争を無くすためにはどうすればよいか？」。これは、マクロビオティックの大きなテーマでもあります。それは私たちが戦争（陽）と対になったカリソメの平和（陰）ではなく、陰陽を超えた無限の世界である「絶対の平和」に気づいていくことです。

そして多くの人が、この「絶対の平和」に気づいていくことが世界平和を実現する唯一の方法であると考えるのです。

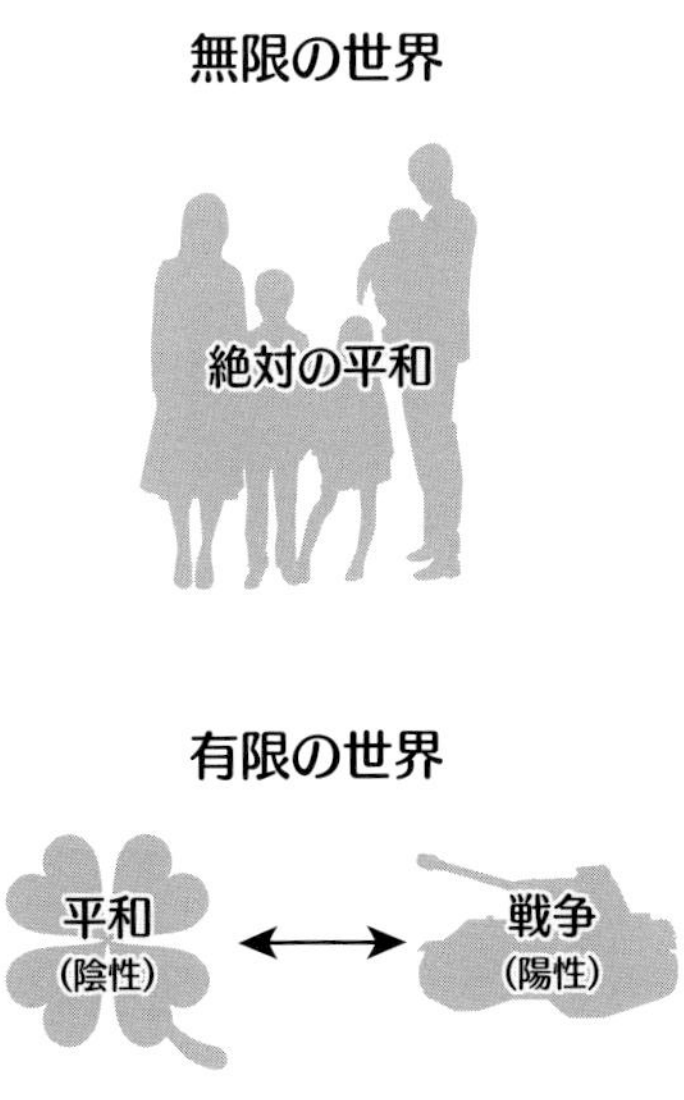
無限の世界
絶対の平和
有限の世界
平和
（陰性）
戦争
（陽性）

第三章
陰陽を感じてみよう

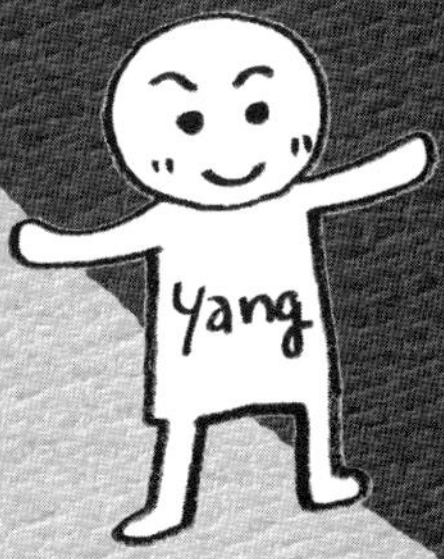

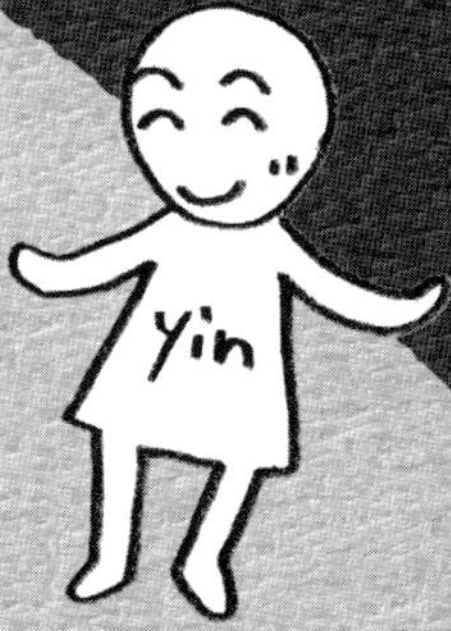

この章では実際に陰陽を体験できる例を紹介しています。
また、Q&Aコーナーでは、いろいろな視点から陰陽を考えます。

陰陽体感マニュアル

マクロビオティックの陰陽は、頭で理解しているだけではどうにもなりません。

例えば、サーファーは、波乗りをしている時、この波が陽性で、あの波が陰性でと頭で考えているわけではありません。体で波を体感し、失敗を繰り返しながらバランスの取り方を覚えていきます。

マクロビオティックの陰陽も同じように体感しなければ、そのバランスの取り方は覚えられません。その意味で、マクロビオティックの食事法は、陰陽を体感するための最高の実践マニュアルといえます。

ただ食事法だけが実践方法ではありません。味覚だけでなく、体の動きや温度や色など、生活のさまざまな場面で陰陽を体感することが大切です。

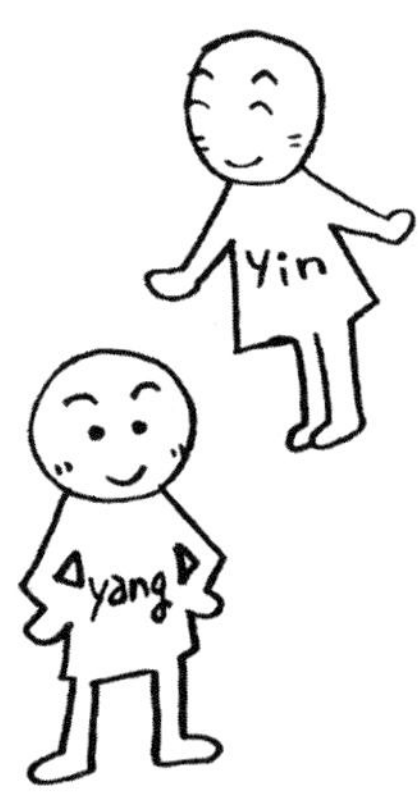

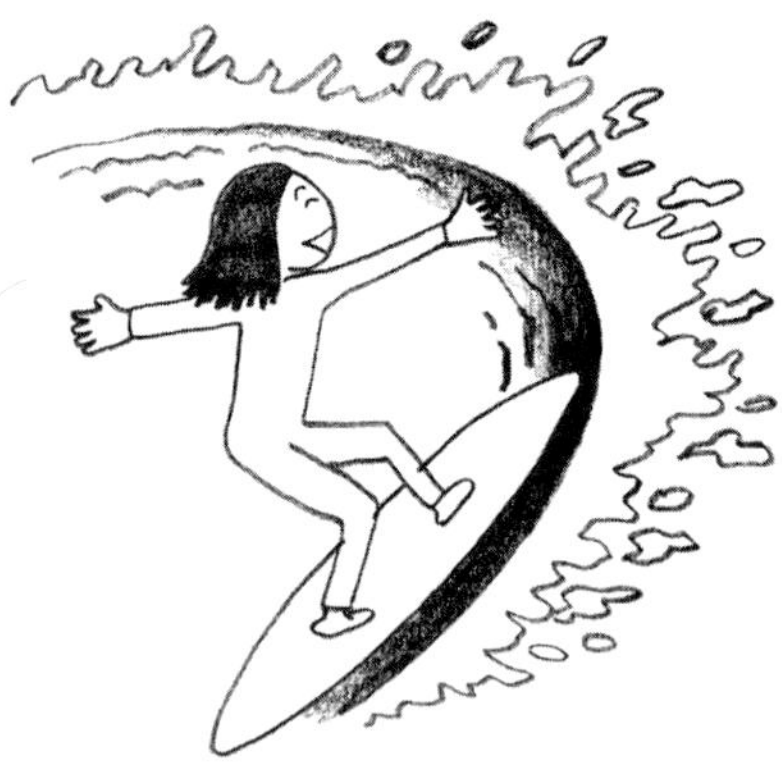

まずはプロローグで紹介した陰陽のポーズにチャレンジしてみてください

陽のポーズをすると求心力という陽性な力を味方につけるので、体は安定し、力が入り、暖かくなってきます。逆に陰のポーズは、遠心力を味方につけるので、力や熱が解放され、体が安定しないので、一歩前や後ろに出たくなります。これが陰性の活動表現です。

真冬の布団の中では、自然と体を丸くして寝ます。逆に真夏には布団を剥いで、大の字で寝ます。これは冬の陰性に対して体が陽性な体勢を、夏の陽性に対して体が陰性な姿勢をとって自然に調和させているのです。

また、ずっと陽のポーズをとっていると、力が溜まってきてウズウズして、わっと体を伸ばして解放したくなります（遠心性）。逆にずっと陰のポーズをしていると、力を出し切って、ドスンとしゃがみたくなります（求心性）。無双原理の11の定理、「陽が陰を生じ、陰が陽を生ず」ということですね。

このように陰陽の活動は、体一つでも感じることができます。ここでは、さまざまな場面で陰陽を体感する実践マニュアルを紹介していきます。ぜひチャレンジしてみてください。

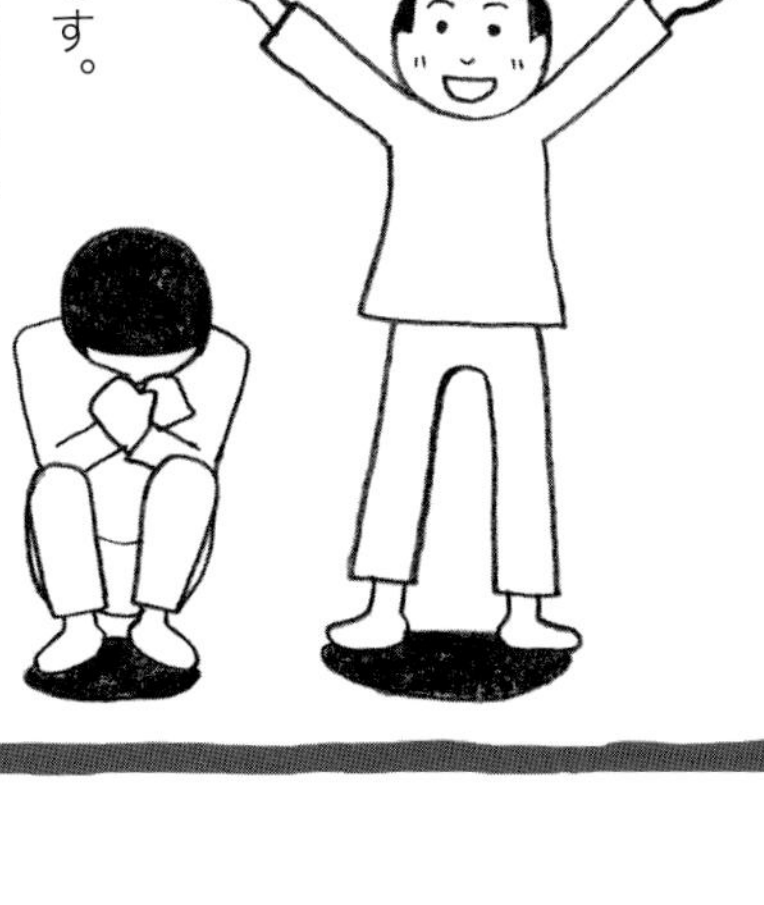

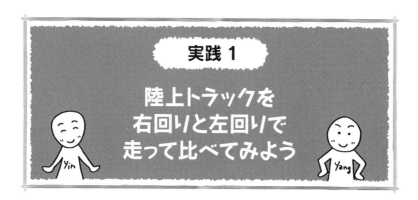

陰陽体感マニュアル

実践 1

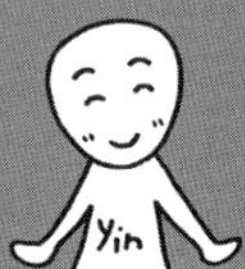

陸上トラックを
右回りと左回りで
走って比べてみよう

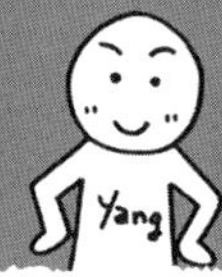

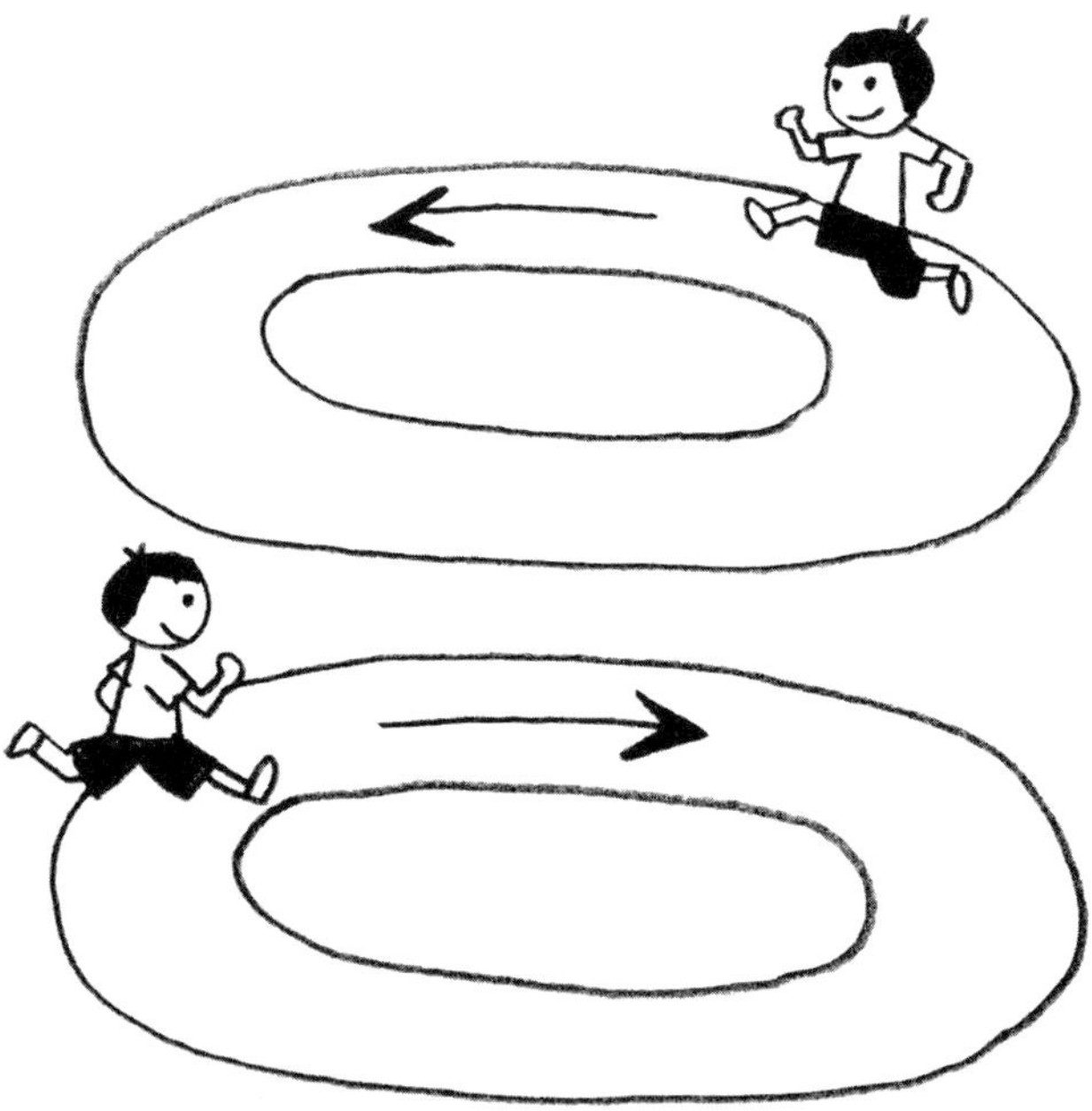

テーブルの周りや公園を回ってみてね！

さぁどちらが走りやすかったですか？

陰陽の考え方からいえば、左回りは中心に向かって求心力の働く陽性。右回りは、外側へ広がる遠心力である陰性が働いています。そのことから、中心に向かう求心力にそった方が走りやすいのです。

また、人体の右側は陽性、左側が陰性になるので、右側には空間という広がりの陰性、左側に中心という陽性を配した方が両性が相引き合い陰陽が調和します。

道を歩く時も左側に壁があり右側に道の広がりがある左側歩行の方が自然な歩き方といえますが、日本では第二次大戦後に歩行者と車との対面交通が採用され、右側歩行が強制されることになってしまいました。

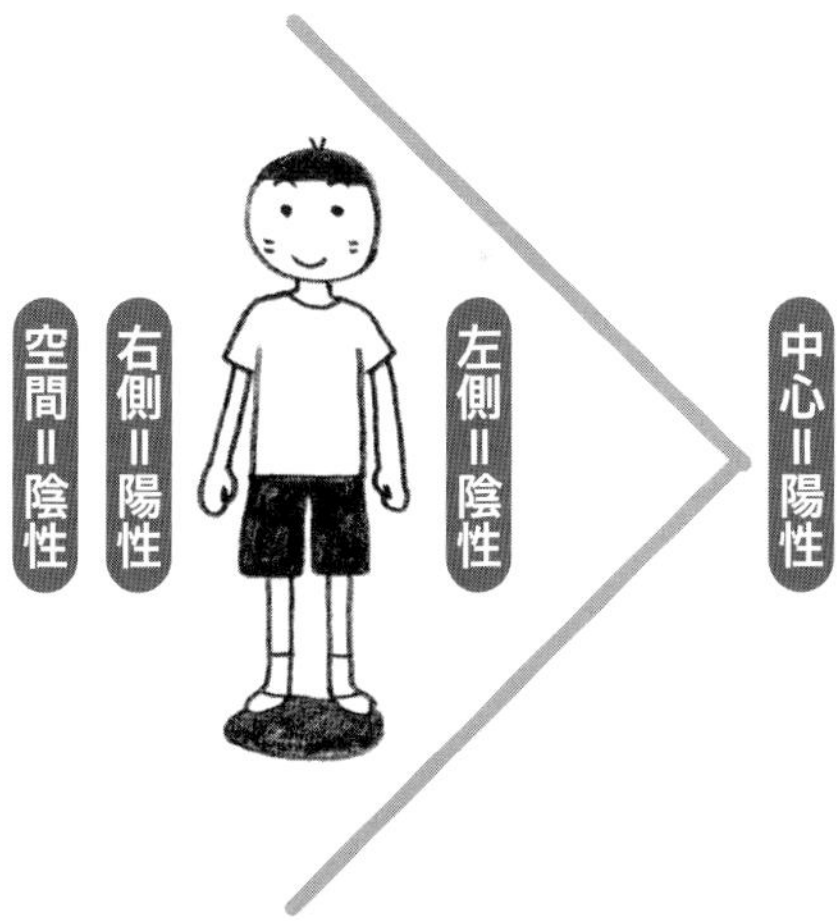

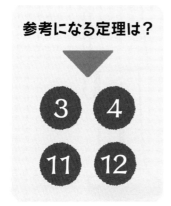

参考になる定理は？

3　4　11　12

陰陽体感マニュアル

実践 2

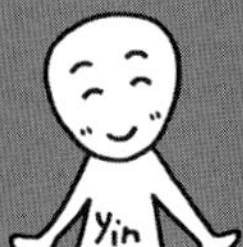

大根の根元と先端を 大根おろしにして 食べて比べてみよう

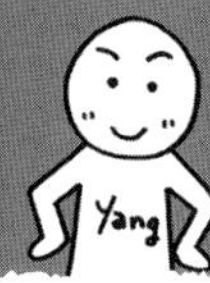

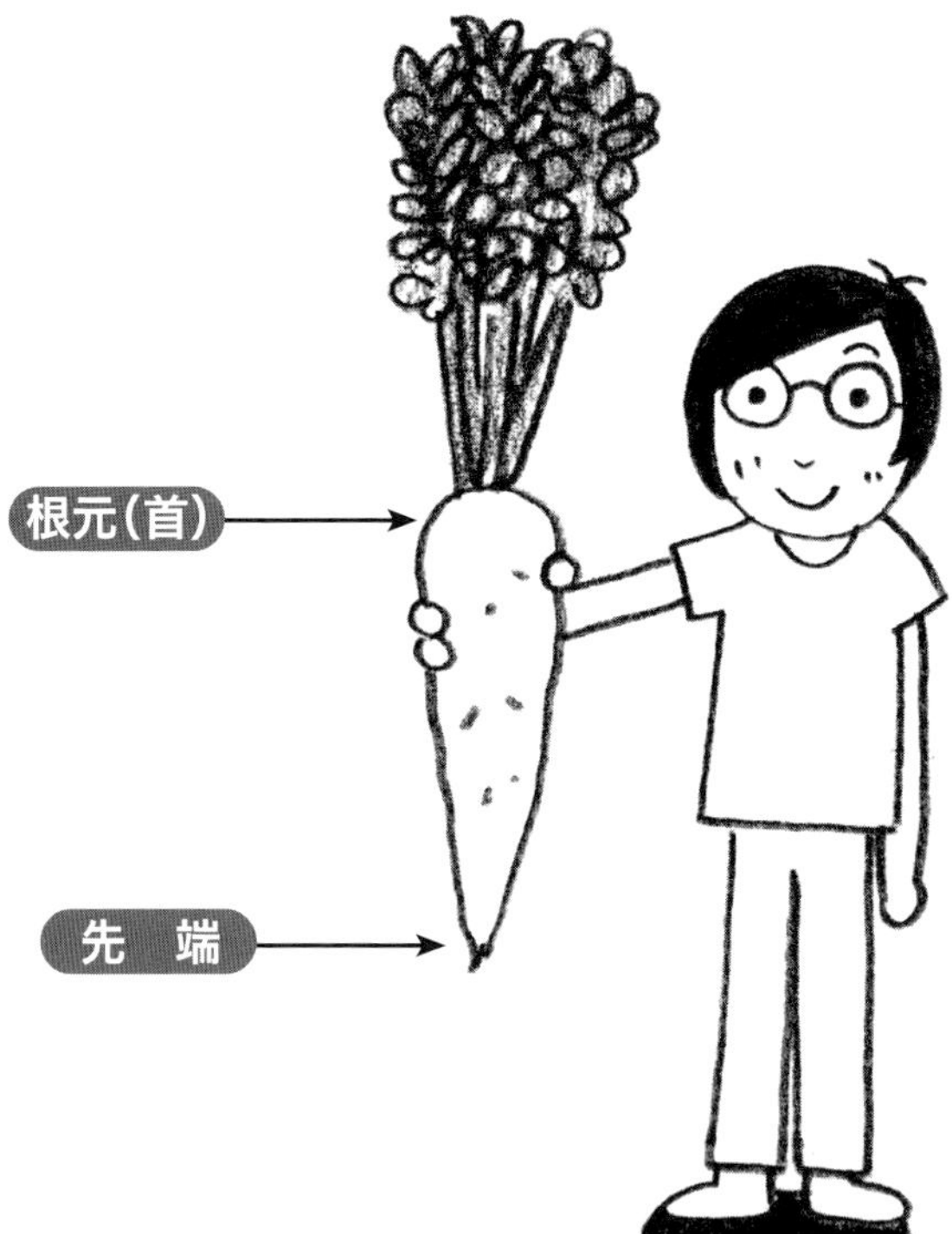

さて味はいかがでしたか？

根元（首）の大根おろしは比較的甘く、先端は比較的辛く感じると思います。

大根は根元の方がより遠心力のつよい陰性で、先端の方がより求心力の強い陽性となりますが、なぜ味では、根元が甘いという陽性で、先端が辛いという陰性になるのでしょうか。

これは大根の中心と周辺の味を比べてみればわかります。陽性である中心が甘く、陰性である周辺が辛く感じると思います。

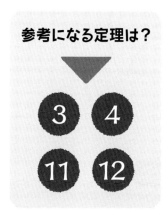

大根の根元は、中心が陰性に肥大して大きく周辺の面積が小さく、先端は中心が陽性に凝縮して小さく周辺の面積が大きいので、根元は甘く、先端は辛く感じるのです。

大根の先端の中心は陽の力が強いので、より多くの辛味（陰）を引きつけているといえるのです。

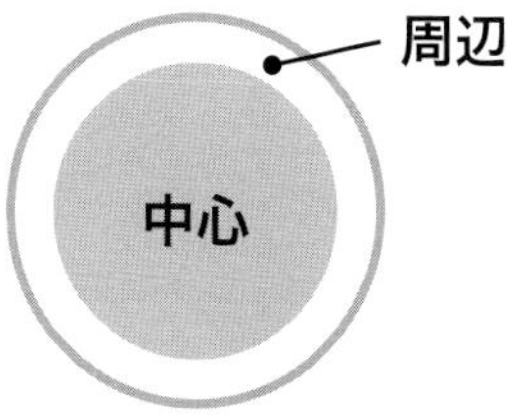

大根の根元

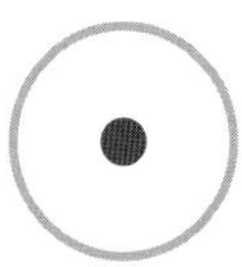
大根の先端

参考になる定理は？

3　4　11　12

実践 3

腰紐をつける場所を変えて、重いものを持ち上げてみよう

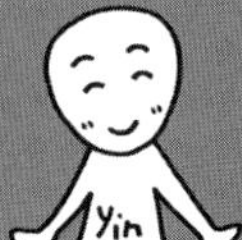

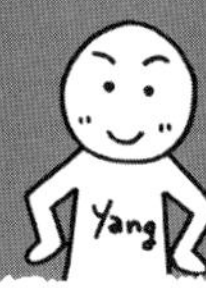

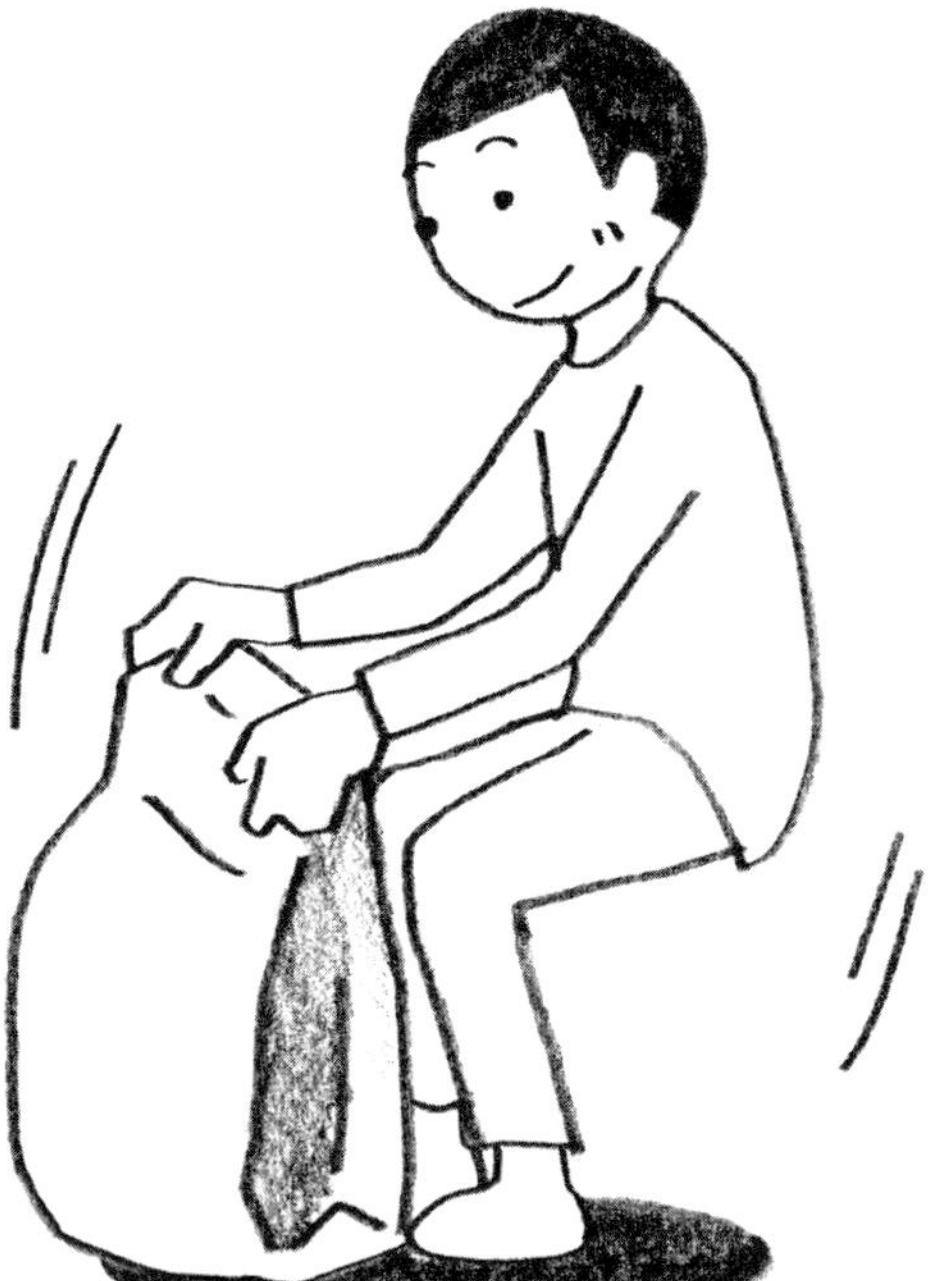

さぁ持ち上げやすいのはどの場合ですか？
まず重いものというのは下降性という求心力が勝っている陽性な状態です。それを持ち上げるということは、上昇性という遠心力である陰性な力を与えないといけません。

上昇気流が熱によって生み出されるように陰性な力を生むのは陽性です。人間の体の重心は低ければ陽性で、高ければ陰性になります。ですので、腰に紐を巻いて体の重心を低くすれば、より体が陽性になり、陰性な力を発揮できます。お米屋さんが前掛けをヘソの下に結ぶのもこのためですね。

逆に自転車の空気入れを押し込む時は、下降性という陽性な力が必要なので、体の重心を少し高くした方が押しやすいのです。

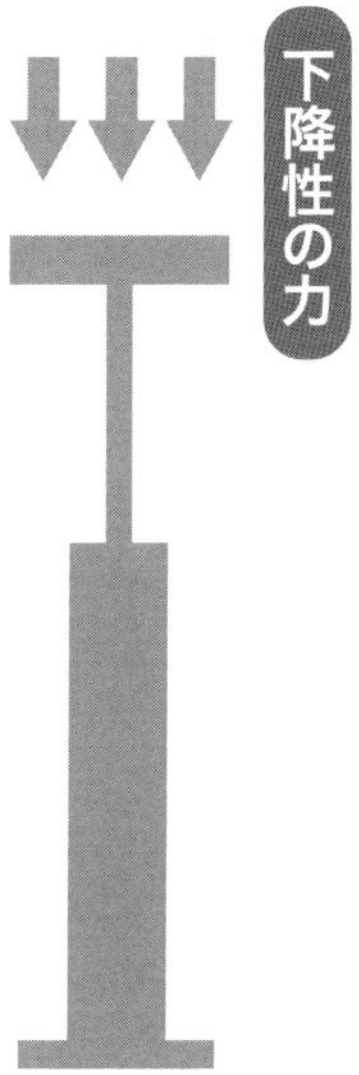

参考になる定理は？

3　11

実践 4

玉ねぎを軽く炒めた時と よく炒めた時の 味を比べてみよう

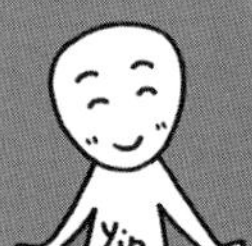

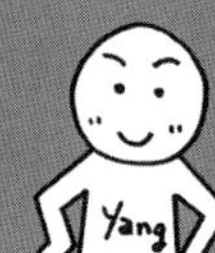

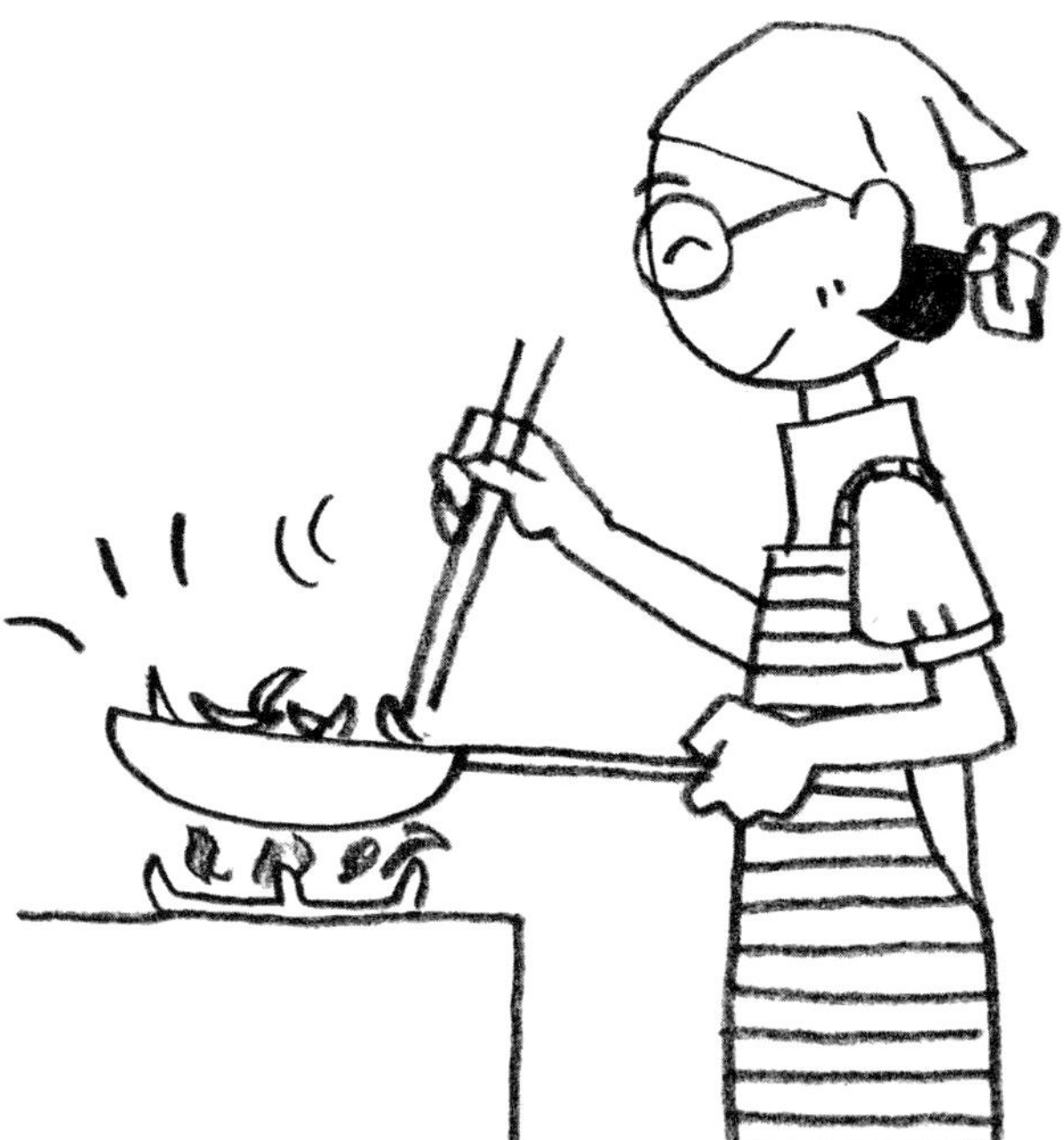

まず、玉ねぎを好きなようにスライスして、それをひと切れ食べてみてください。かなり辛く感じるはずです（陰性）。

この玉ねぎを炒めて半透明の時に食べてみてください。また、玉ねぎの繊維がすけて見えるまで炒めたときと、さらに少し茶色になるまで丁寧に炒めたときに、食べてみてください。


それぞれどんな味がしますか？

前者の場合は甘味（陽性）の中にツンとした辛味（陰性）が残っているはずです。最後の場合は辛味が完全に消え、甘味（陽性）だけになっているでしょう。

玉ねぎは熱という陽性な力を受けた量（時間）によって、その性質が陰性から陽性に変わっていくことを感じられるでしょう。

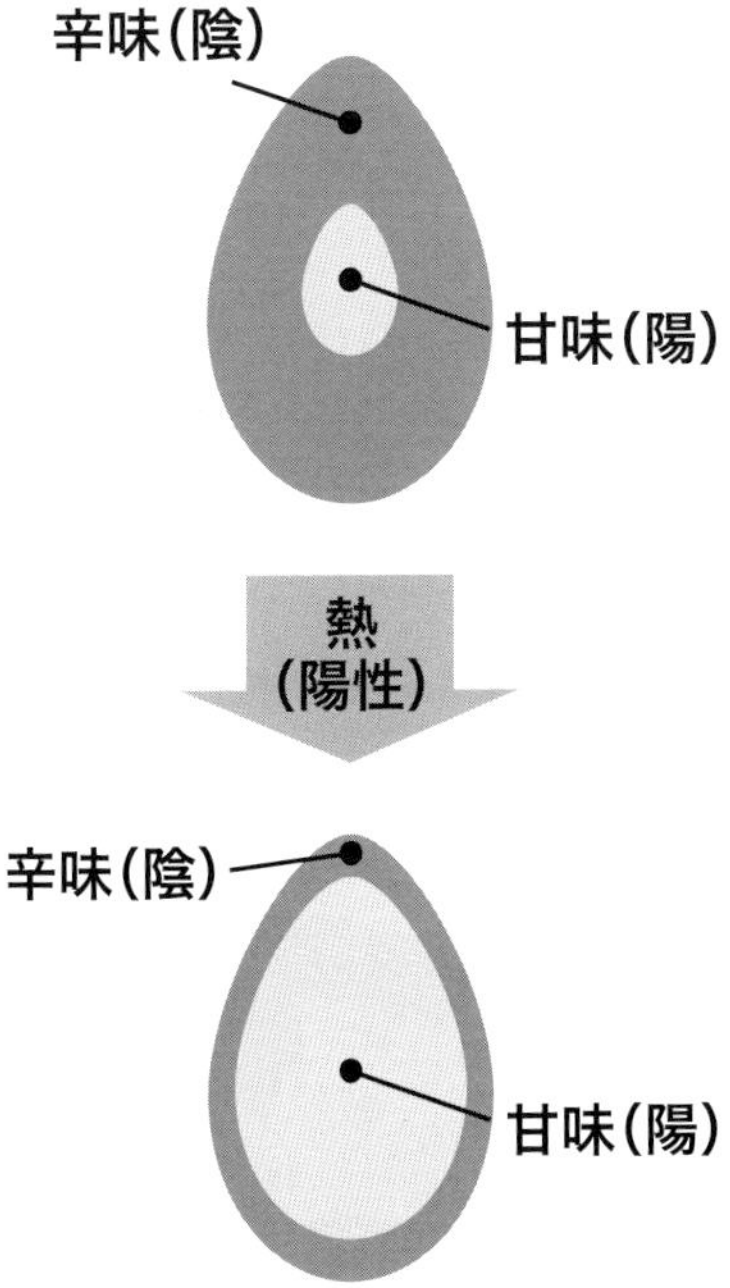

辛味の陰と熱の陽は結びつくので中和され甘味という陽が引き出される

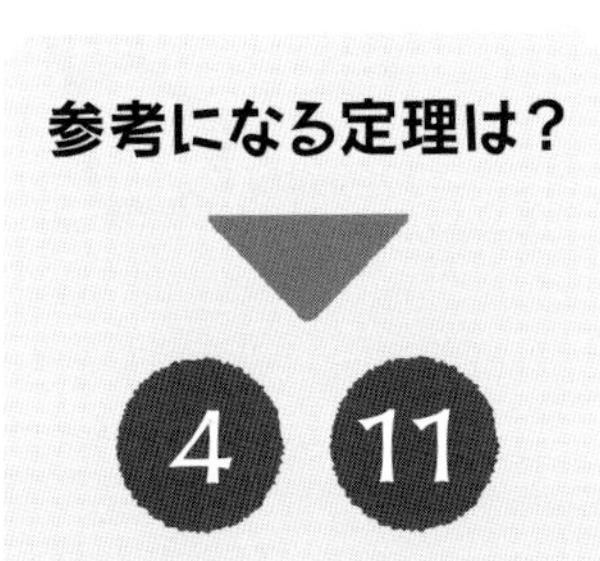

実践５

相手に甘いものをあげて、自分は塩をなめてじゃんけんをしてみよう

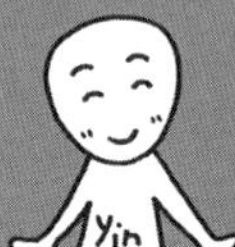

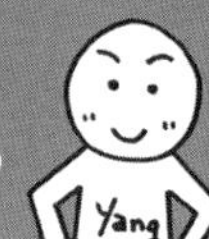

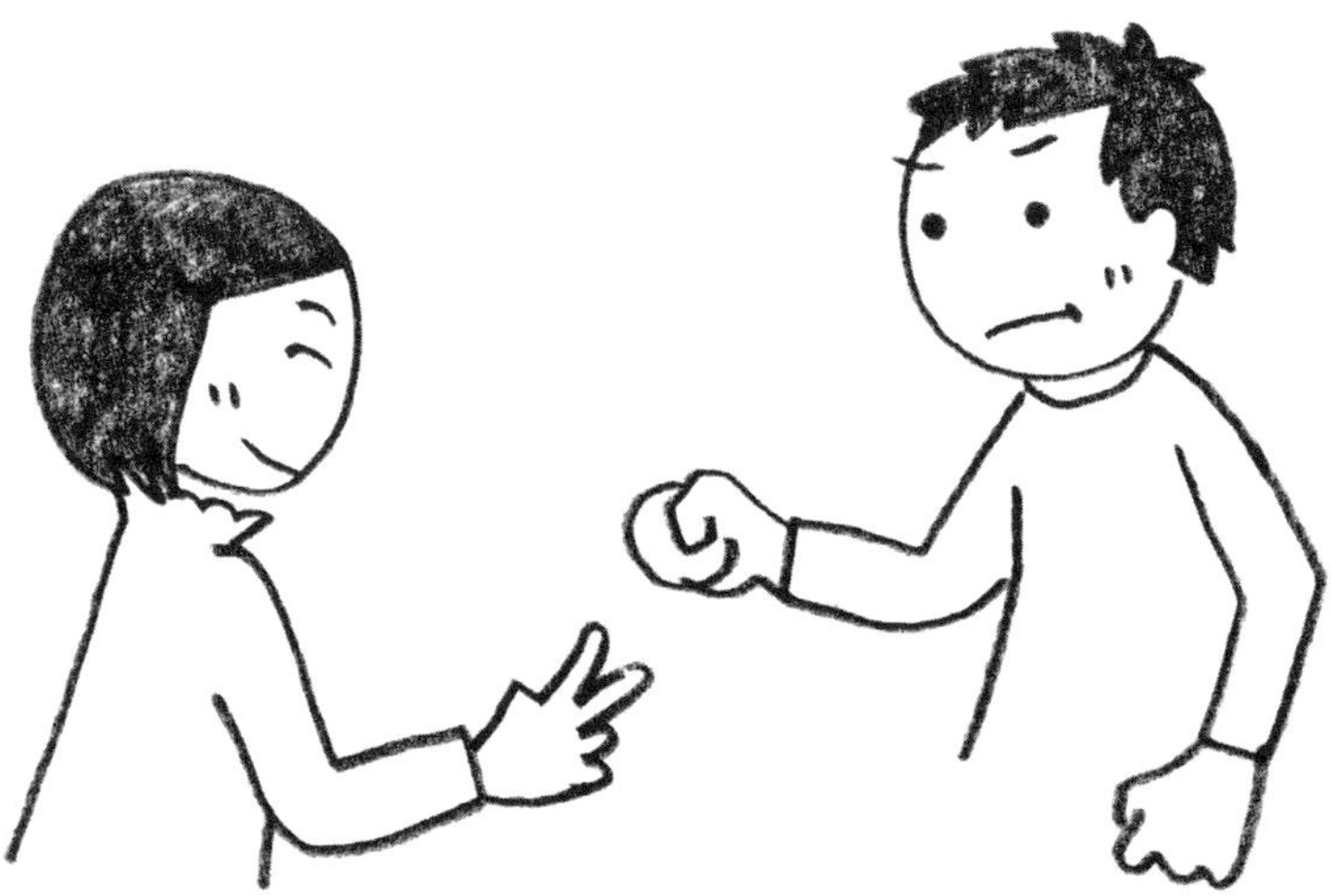

さて勝率はいかがでしたか？

甘い砂糖菓子などを食べると体は陰性になります。逆に塩辛いものを食べると体は陽性になります。陰性は、消極性や受動性、持続力を喚起し、陽性は、積極性や能動性、瞬発力を換気します。そのためじゃんけんなどの一発勝負や瞬間に勝負が決まるものは陽性の方が断然有利なのです。また、大声を張り上げて勢いよく出せば、より陽性さが加わります。お相撲さんが取り組みの時、塩を舐めるのも、一発勝負という相撲ならではのことですね。

しかし、持久力ということでは、陰性の方が勝ります。長期戦となると、最初は陽性が勝ちますが、最終的には陰性が逆転します。負けるが勝ちというのが陰性の人の得意ワザです。

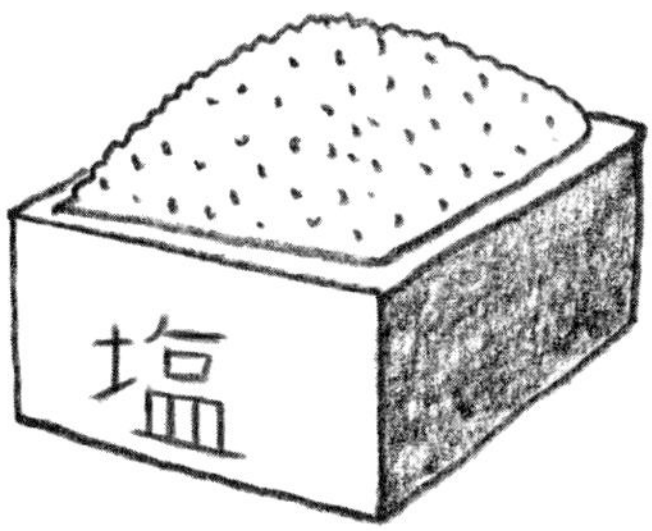

参考になる定理は？

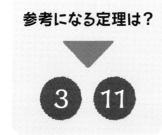

3 11

実践６

寒い冬に赤色と青色の靴下を両足に履いて比べてみよう

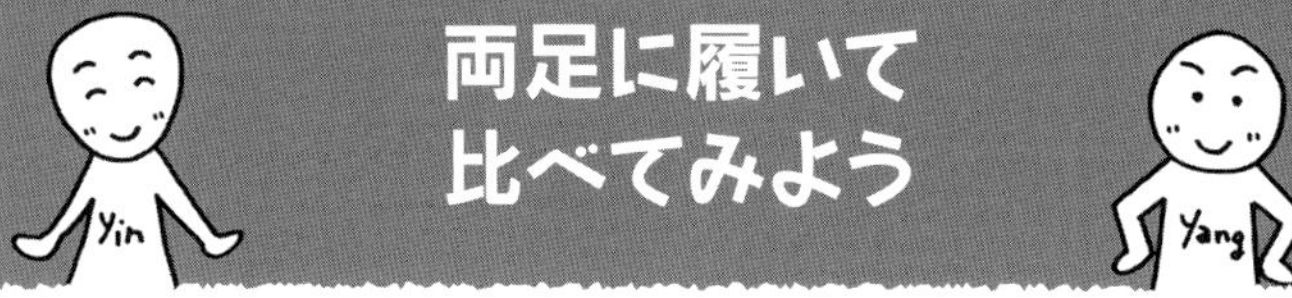

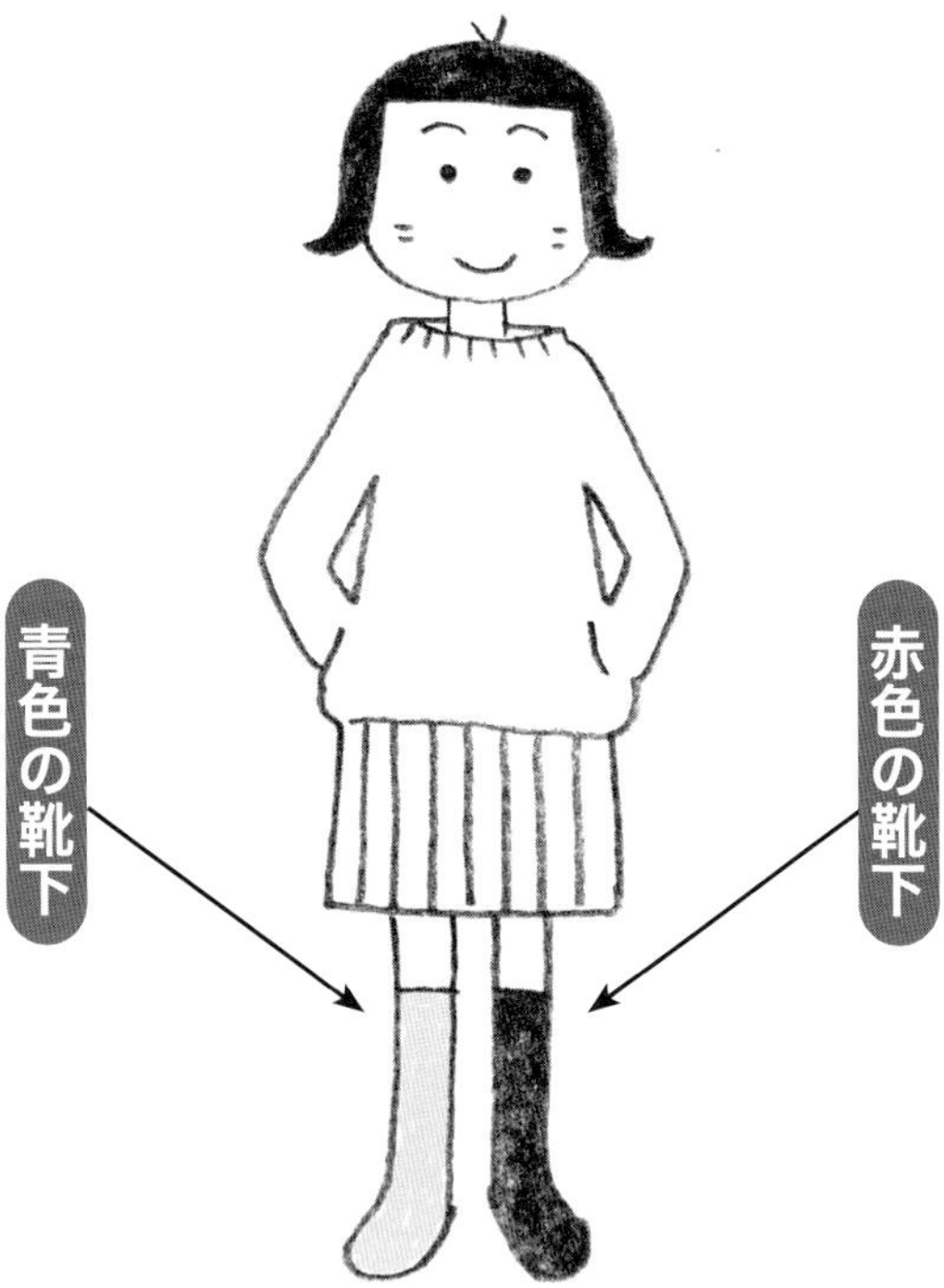

さぁどちらが温かく感じましたか？

赤色は陽性で、青色は陰性です。陽性と陽性は反発するので、赤色は光や熱という陽性を反発します。一方、青色は光や熱を吸収します。陰と陽が引き合うということです。

　赤色の靴下を履くと、体の熱放射を反発するので、逆に保温性が高まります。青色の靴下は、熱を吸収するので、逆に熱を逃がす効果が高まります。

　ですから赤色の靴下の方が温かく感じるのです。しかし、熱の保温性は、色だけでなく素材によっても変わるため比較する場合は、色以外の素材が完全に同じであることが必要です。また、外界の光や熱は、赤色が反発し、青色が吸収して体に通すので、環境の条件などでは、なかなか分かりにくい実践かもしれません。

　ともあれ、陽は陽を反発するので、怒っている人（陽性）のところへ赤い服をきていくことはおすすめしません。

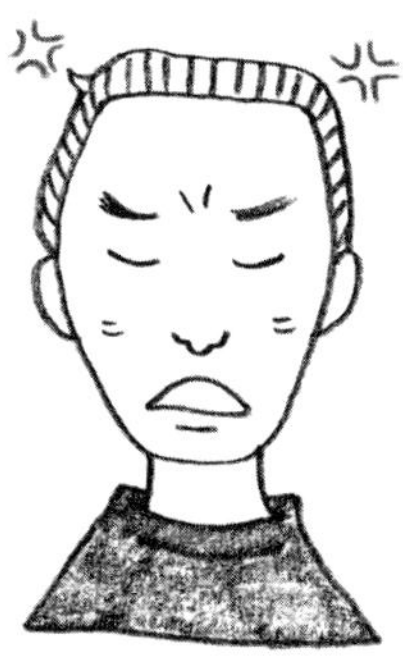

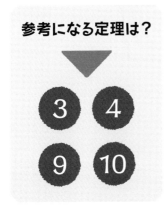

参考になる定理は？

3　4

9　10

実践７

40度のお風呂に、暖房で温まっている時と寒い外から帰った時に入って比べてみる

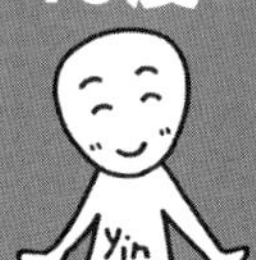

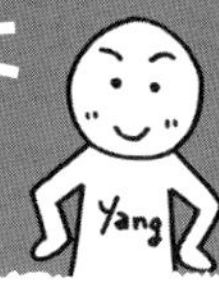

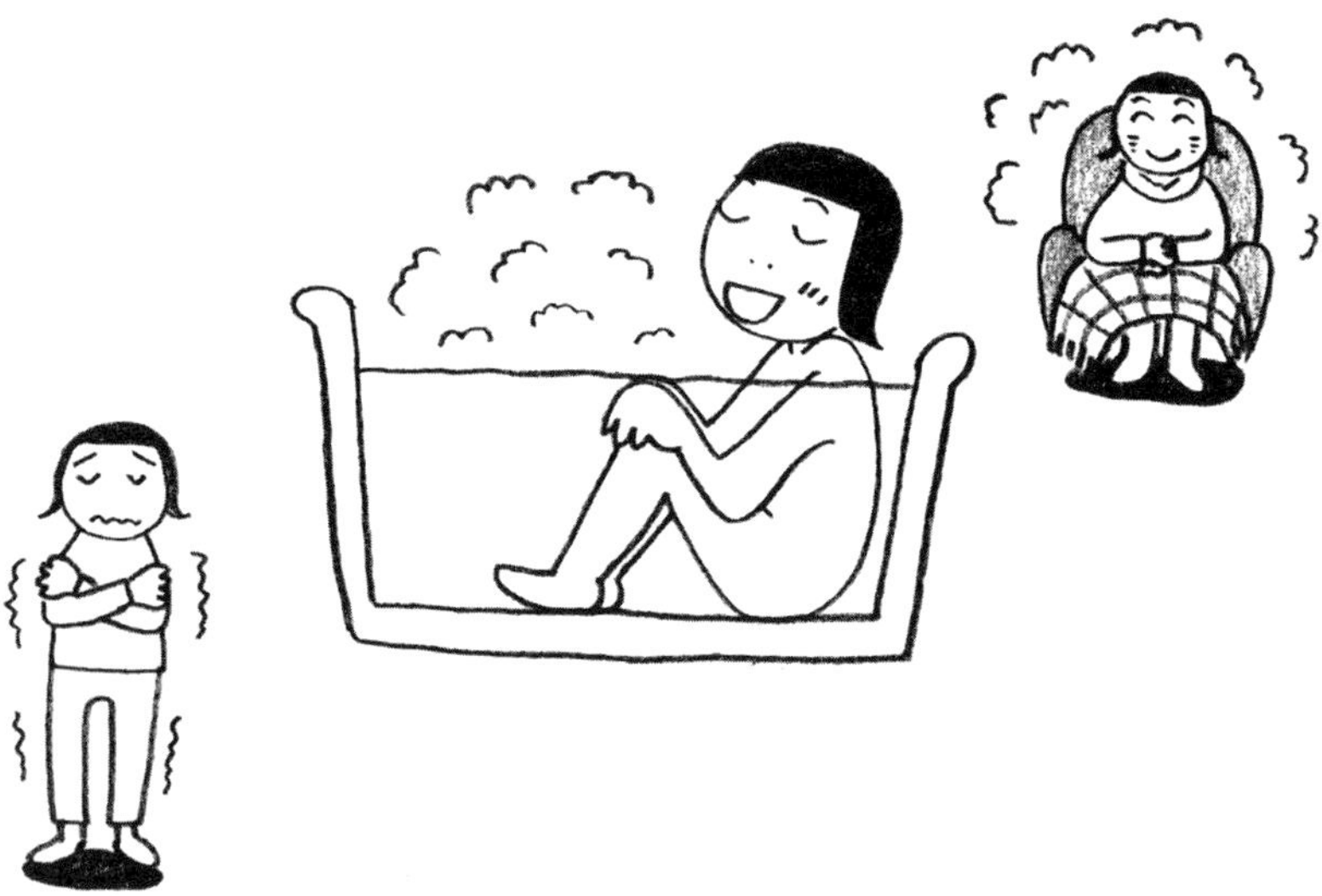

さぁ40度は熱いですか？ぬるいですか？

これは実践というより、常日ごろから皆さんが感じていることだと思います。

同じ温度なのに、暖房で温まっていた時はぬるく感じ、寒い外から帰った時では、熱く感じることでしょう。当たり前のことですよね。

しかし、温度や気温ならみなさん納得いくことですが、これが思想や価値観になるとなぜか納得できなくなります。

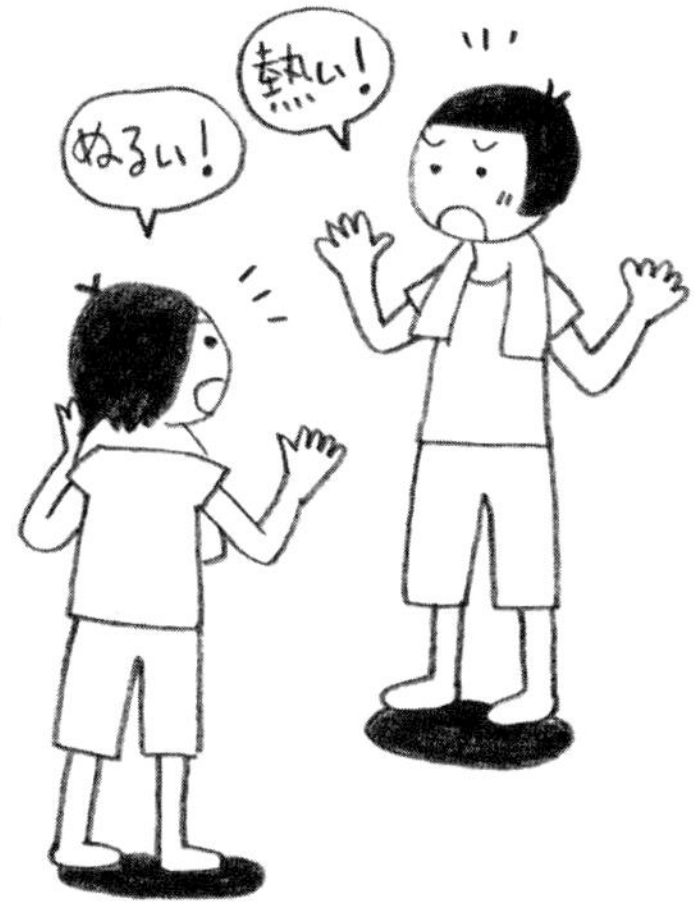

ある同じ考え方をAさんは「絶対に正しい」と感じ、Bさんは「絶対に間違い」だと感じます。これがこじれると戦争にまで発展してしまいます。

同じことでも、ある人には陽と感じ、ある人には陰と感じます。陰陽は時と場合によって常に変わるので、「絶対に〇〇」ということは、この世界にないことを感じとってください。

参考になる定理は？

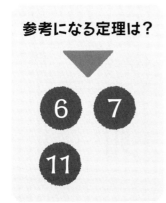

6 7 11

実践 8

椅子から立つときに、息を吐きながらと吸いながらで比べてみよう

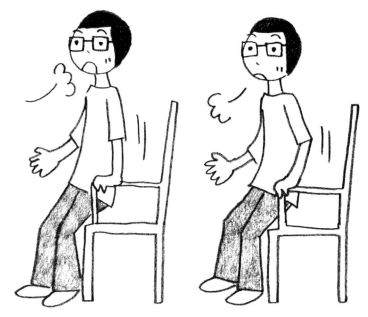

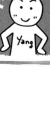

さぁどちらが立ちやすかったですか？

人や状況にもよりますが、息を吸いながらの方が立ちやすいと思われます。

陰性な空気を吸うと体が立つという陰性な形になりやすいのです。実際、空気を肺やお腹に吸い込むと陰性な浮力を生みます。水の中で空気を吸うと体が浮きます。逆に陰性な空気を吐き出すと、体が陽性な座るという形になりやすいといえます。

また、立つことを上昇気流に例えるなら、同時に空気をお腹に吸い込むという下降気流を作り陰陽を調和させているとも捉えられます。

逆に座るときは、空気をお腹から吐き出す上昇気流を作って、座るという下降気流と陰陽調和をさせています。

立ったり座ったりする時は、自然と腹式呼吸になっています。

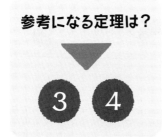

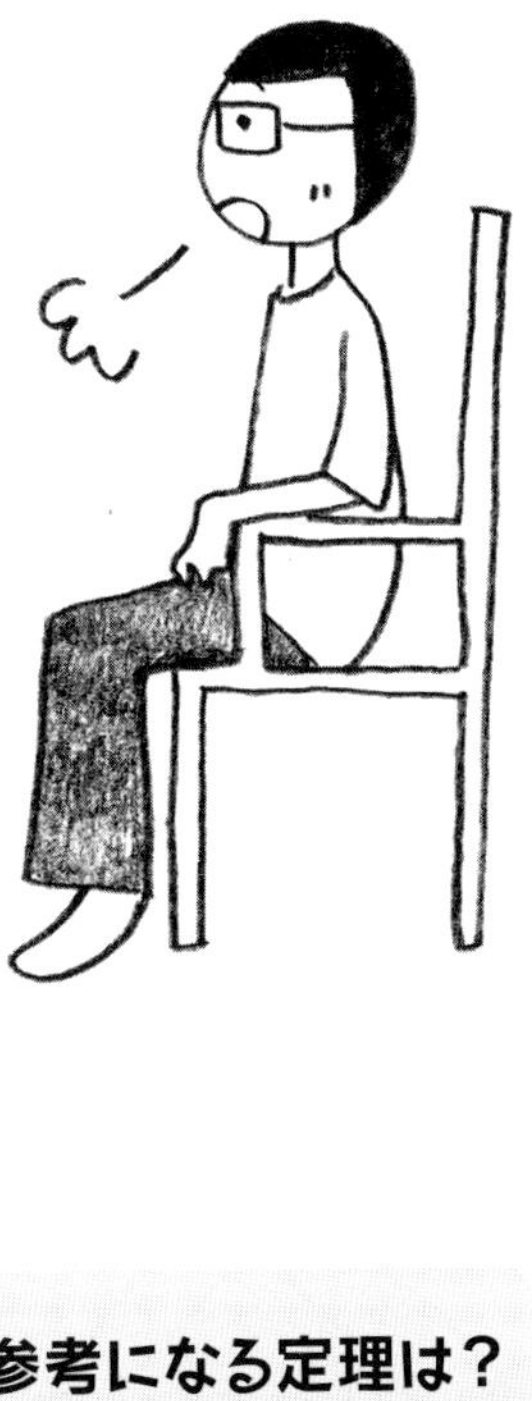

参考になる定理は？

3 4

実践９

歩くときに「行進曲」と「子守唄」を聞いて比べてみよう

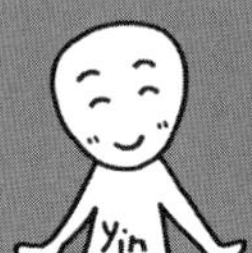

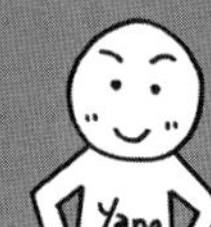

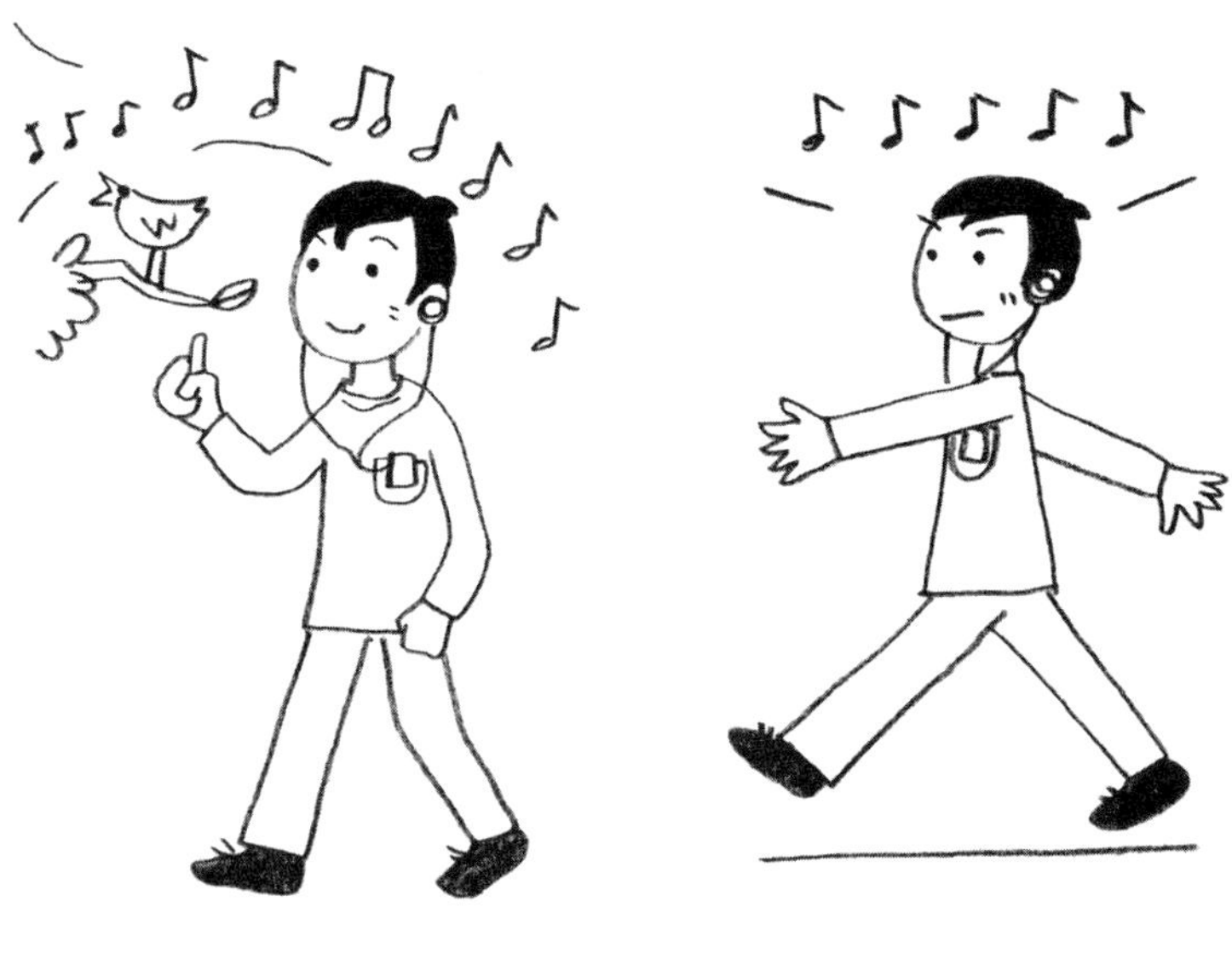

さぁ歩き方は変わりましたか？

行進曲などの陽性な音楽が空間を満たすと、体は空間の陽に引っ張られて陰性な立つという姿勢になります。そして、引き上げられた体が今度は陽性なエネルギーを生みます。自転車のペダルは引き上げた足（陰性）を下に踏み込む（陽性）ことで、上下運動が起こり、前へ進む推進力を作ります。

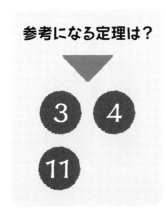

逆に子守唄などの陰性な音楽が空間を満たしていると、体は空間の陰に対して、横になる陽性な姿勢をとり、ゆっくりと揺れる左右運動を起こします。そしてハンモックやゆりかごに横になり、左右の揺れの中にいるようにリラックスして眠くなります。歩いている時も、周辺を見回してゆっくりと散歩したくなると思います。

陽（空間）→陰（体）→陽（行動）

陰（空間）→陽（体）→陰（行動）

という違いを感じてみましょう。

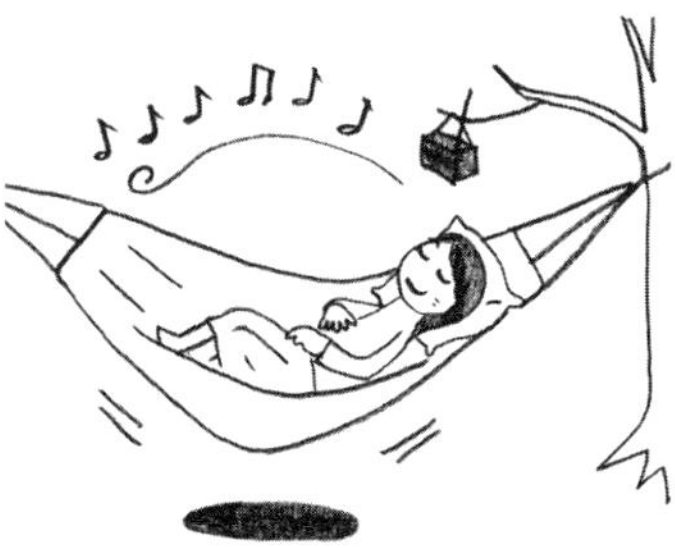

参考になる定理は？

3　4　11

実践 10

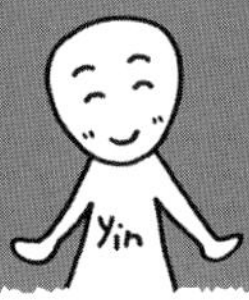

髪の毛をしばったり、おろしたりして掃除をしてみよう

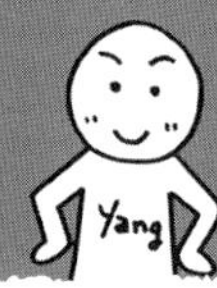

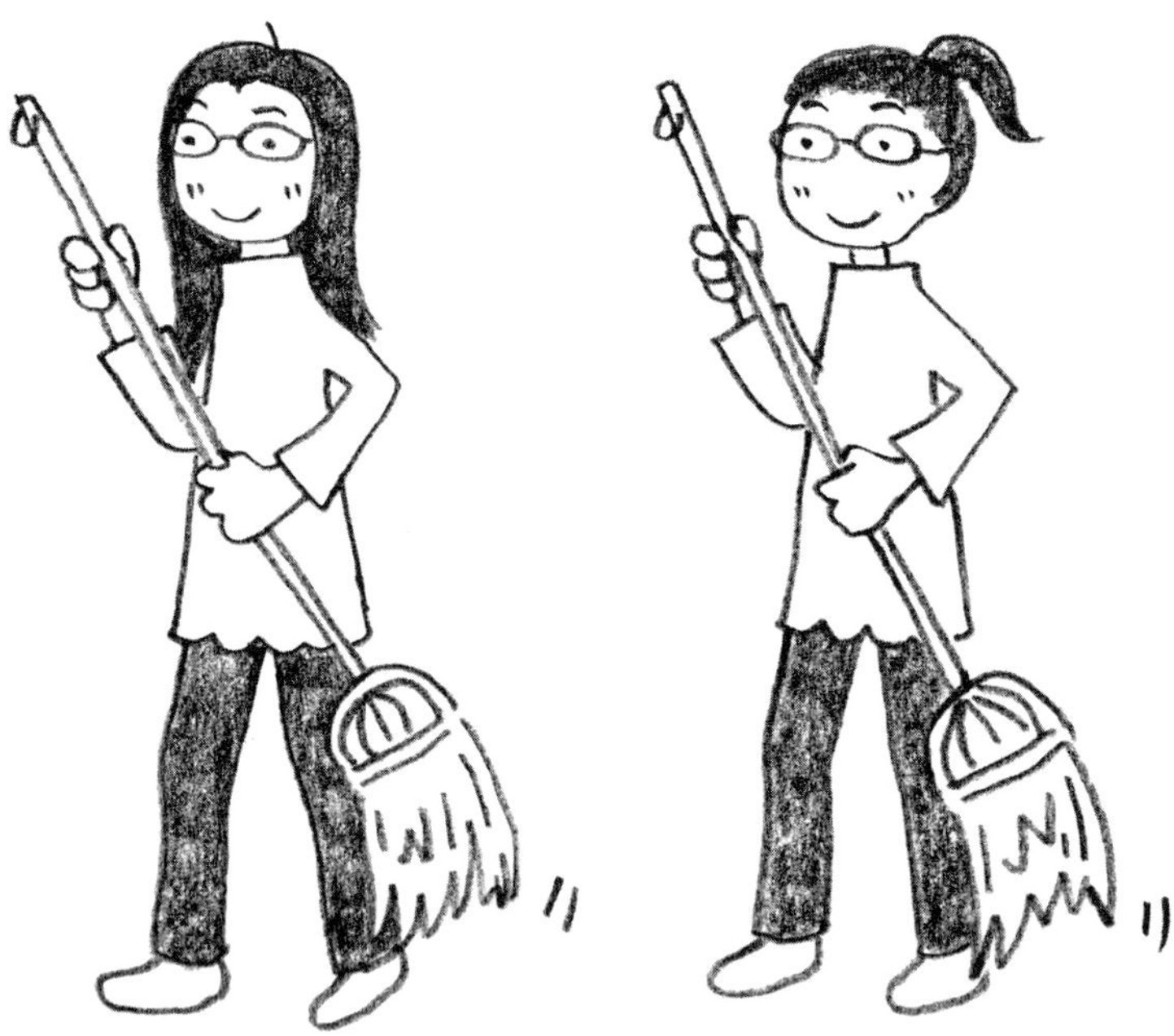

さぁどちらがはかどりましたか？

体の中でも頭部は陰性で、髪の毛は陰性な遠心力の現れといえます。特に女性は地球の中心から上昇・拡散するエネルギーが体を通って頭部から抜けていくので髪の毛が細く長くなります。

この髪の毛をギュッと陽性に縛り上げてエネルギーの拡散を止めると、エネルギーは陽性になり、体の下方へと降下していき、手や足が活動的になるのです。

逆に髪の毛を下ろしていると、エネルギーは頭部から拡散し続けるので、静かに座っていたくなります。

昔の女性は、髪の毛をキュッとあげて、はちまきやタスキ、帯で上半身を締めあげ、上部へ拡散するエネルギーを体の下方へと流し、手足を陽性にしてテキパキと家事や掃除をしていたといえるのです。

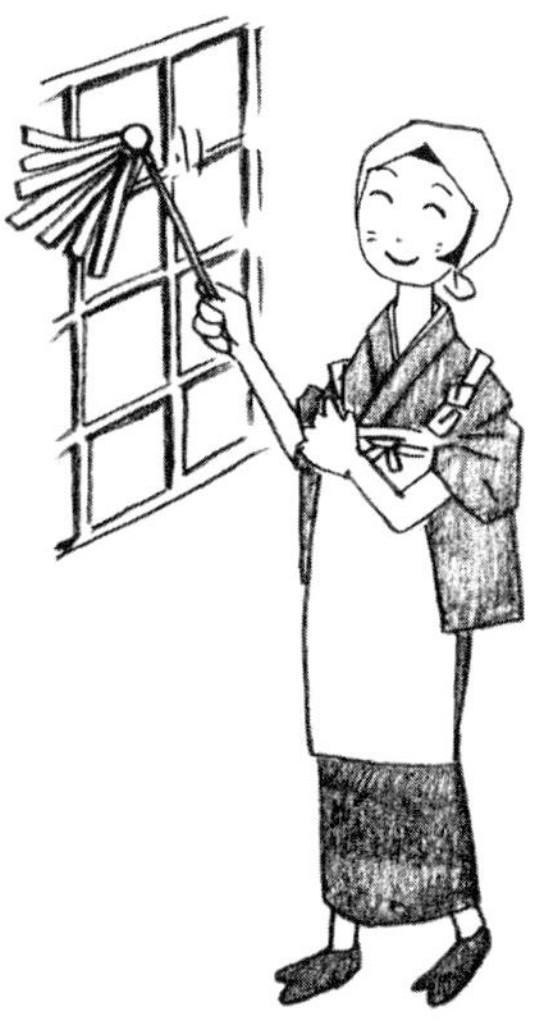

参考になる定理は？

③ ④

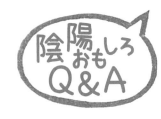

陰陽おもしろQ&A

文化

女性はなぜヒールの高い靴をはきたがるの？

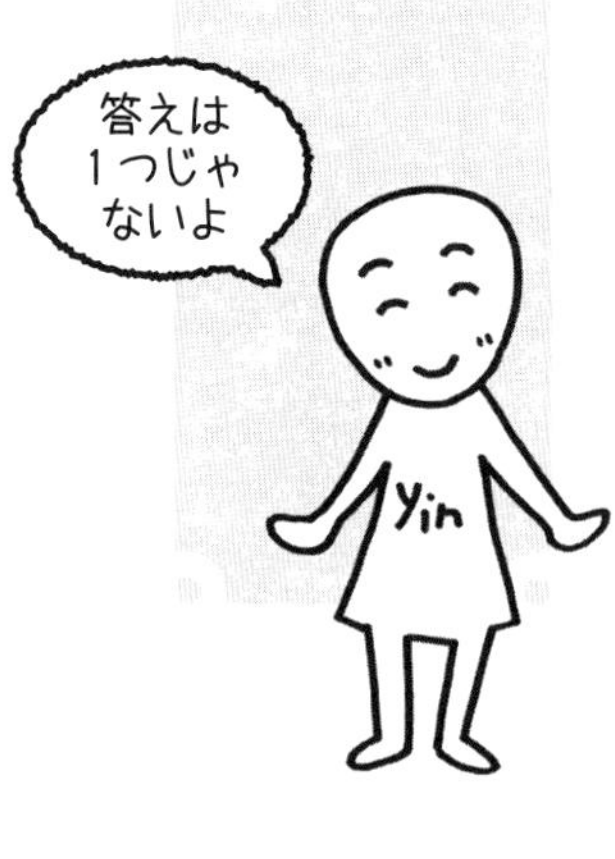

歴史的には17世紀のフランスで、街にあふれる汚物を踏まないようにと発明されたのがハイヒールの始まりといわれます。当初は男女問わず履いていましたが、戦争が始まると男性はより機能的な靴を選び、ハイヒールは女性の履物になったそうです。

これを陰陽で見るならば、まず高い靴を履くということは、背伸びをするという陰性な働きです。女性がハイヒールを自然に履きこなせるのは、女性はもともと地球の中心から広がる陰性なエネルギーを受けて上昇する力をもっているからといえます。

男女の生殖器を比べても、女性の生殖器は下から上へと広がる形状をしているのに対して、男性の生殖器は、宇宙から地球の中心へと下降する陽性な求心力を受けて、上から下へと伸びる形状をしていますね。

日本の着物にしても、女性の帯は上の方に、男性の帯は下の方に巻きます。これも男女の重心が陰陽に影響されている現れですね。

このことから女性は高いヒールの靴を履いても苦になりません。むしろ陽性な男性にとっては、その陰性なたたずまいが美しく見えるので、女性はヒールの高い靴を履きたがるのかもしれませんね。

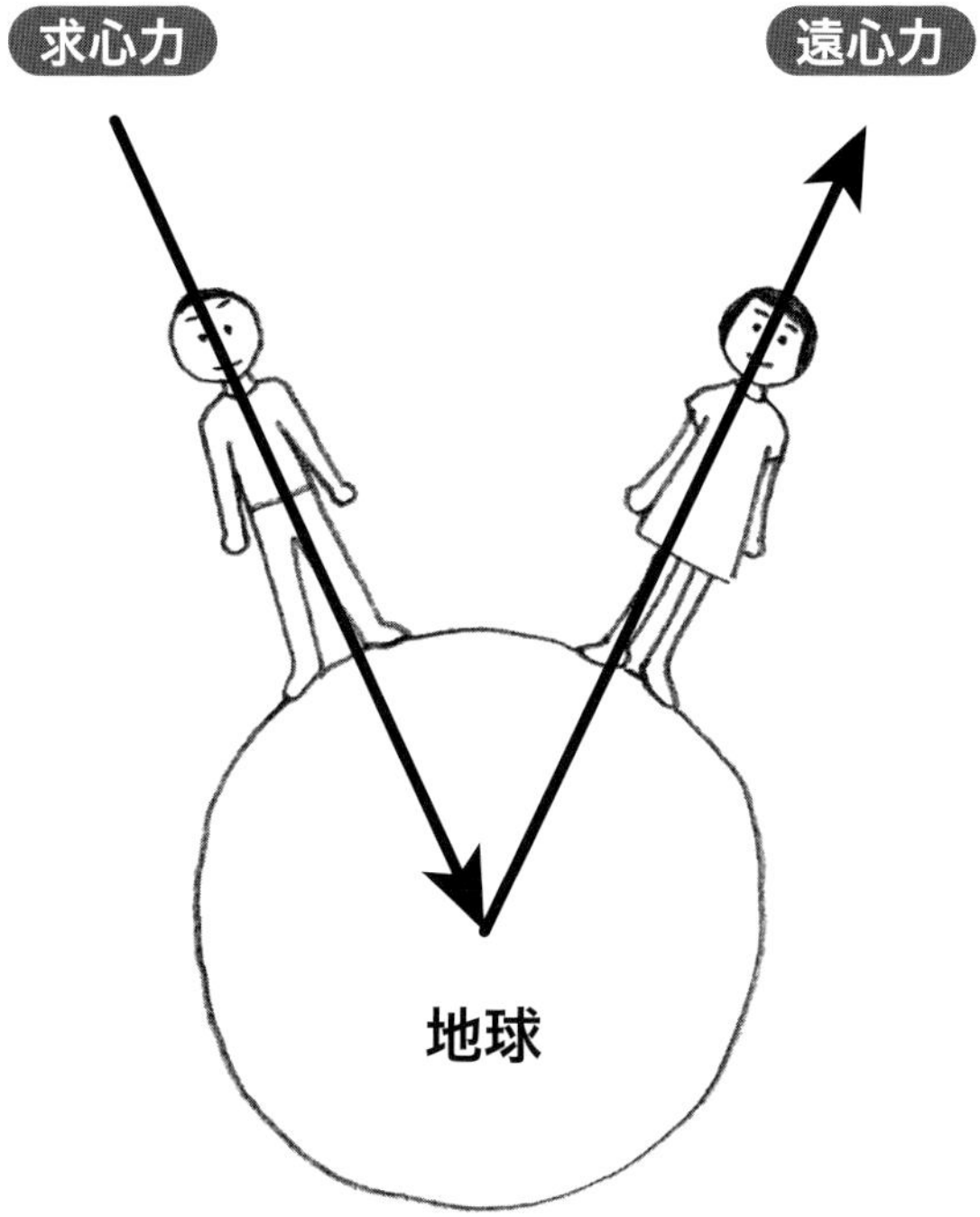

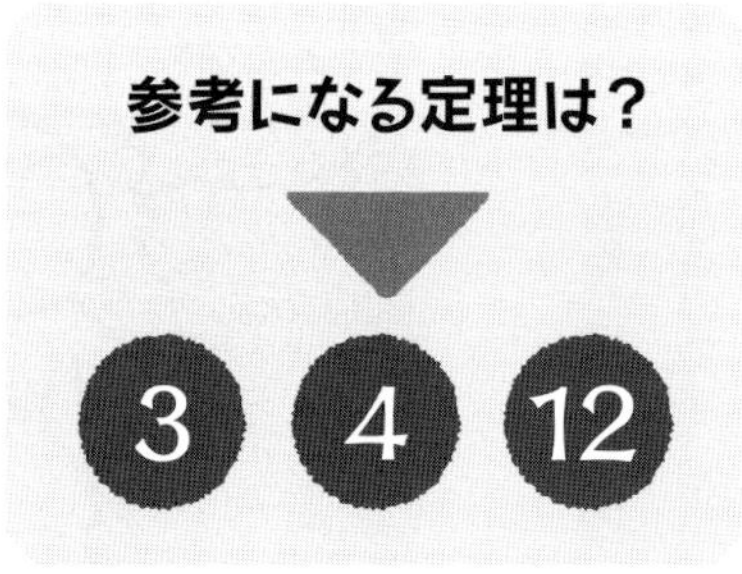

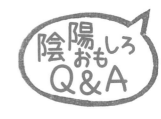

陰陽おもしろQ&A

習慣

エレベーターの中で、人はなぜみんな上を見上げて階数表示の部分を見るのか？

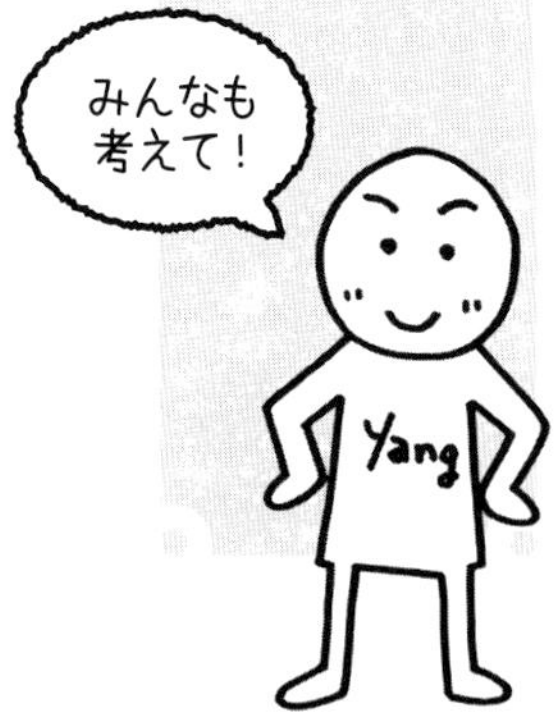

単純にたくさん人が乗るエレベーターの中で、みんなが見えるように階数表示が上に付いているという合理的な説明ももちろんできます。

しかし、陰陽で見るならば、エレベーターのような狭い空間は陽性と捉えられます。また、そこに人がたくさん乗れば、なおさら狭くなり、人と人の間にも緊張感という陽性がさらに生まれます。

陽が陰を引くという原則から、「狭い」「緊張感」という陽性が、広がりのある陰性な空間である天上の方を求めるともいえるのです。また、みんなが視線を上の方にそらせることによって、人と人の間にある緊張感という陽性から意識をそらし、リラックスという陰性な状態を求めているともいえます。

おそらく、上に階数表示がなくても、同じような状況であれば、人は上の方に視線を求めるのではないでしょうか。

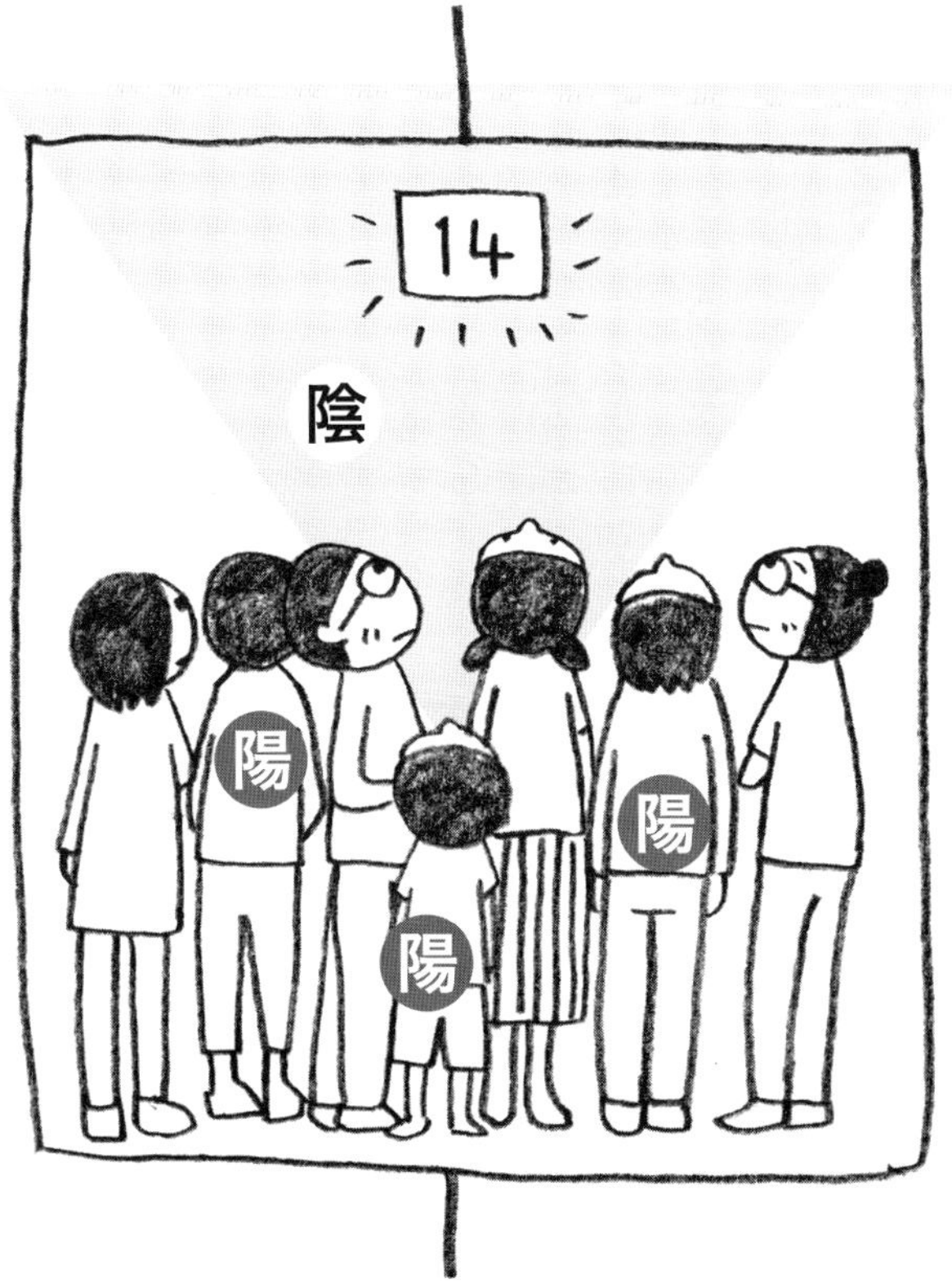

参考になる定理は？

3 4 10 12

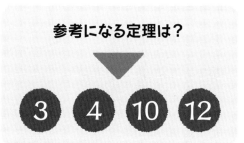

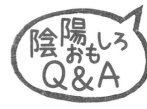

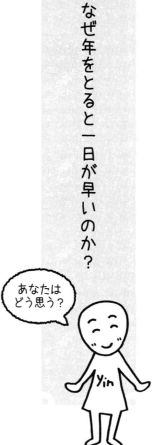

陰陽おもしろQ&A

人生

なぜ年をとると一日が早いのか？

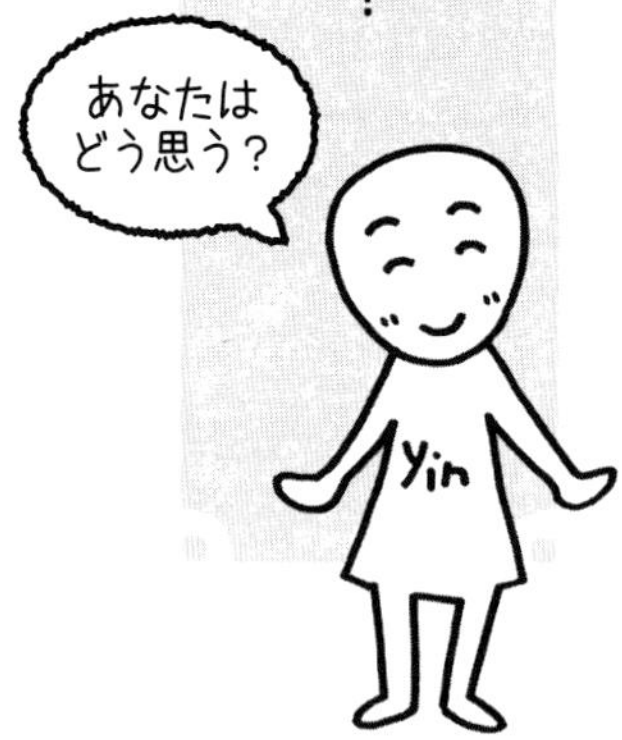

子どもの頃は一日がとても長く感じたのに、大人になるとあっという間に一日が過ぎてしまうのは誰もが経験することですね。

子どもは大人に比べ陽性なので、時間（陽性）を長く、空間（陰性）を狭く感じています。子どもは目の前のことにしか興味がないので、世界の広がりを見ることをあまりしません。また、プロ野球選手がものすごくボールに集中していると、ボールが止まって見えるといわれます。これも目の前に集中しているという陽性状態だから時間を長く捉えていることになります。

逆に年をとると陰性になりますので、陽性な時間を短く、陰性な空間を広く捉えることになります。大人は、目の前や自分の事だけでなく、他人の事や社会、世界の状況を広く考えながら行動します。常に陰性な空間を意識しながら生きているので、陽性な時間を感じないのです。

現代は、インターネットやスマートフォンで、他人の状況や世界の状況が逐一入ってきて常に空間の情報に翻弄されて、目の前の事に集中できない時代になっています。必然、社会全体の時間が加速度的になってあっという間に一日が過ぎて行きます。

現代は子どもといえども一日が早く感じる時代なのかもしれませんね。

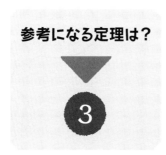

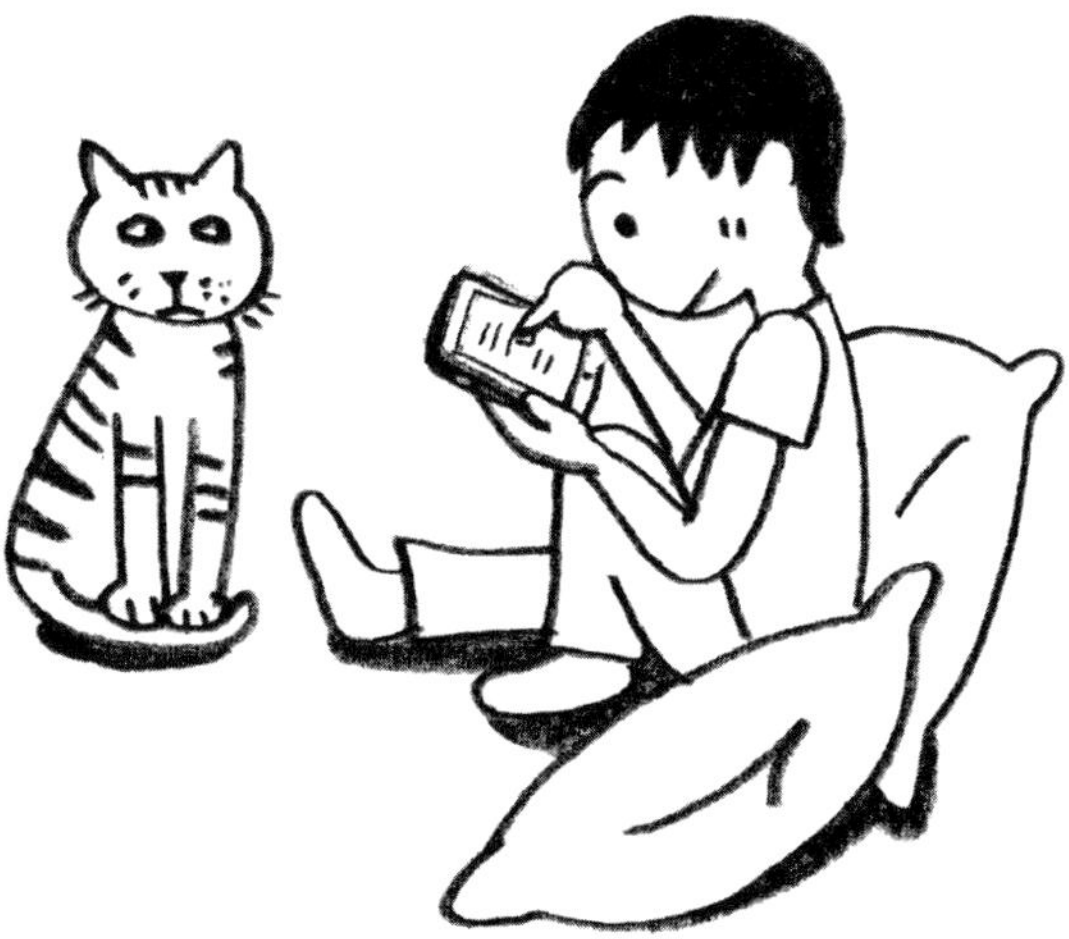

参考になる定理は？

▼

3

陰陽おもしろQ&A

習慣

仕事が終わるとなぜコーヒーが飲みたくなるの？

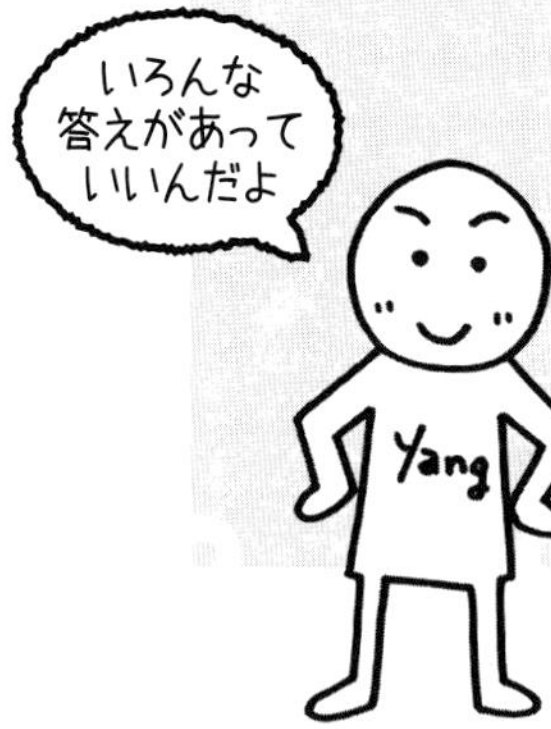

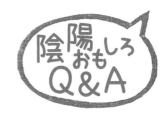

コーヒーは熱帯で採れる実から抽出した飲み物なので、とても陰性です。熱帯の人たちは、熱い気候に耐えられるよう、体を冷やすために陰性なコーヒーを飲んでいました。

一方、ヨーロッパは寒冷な（陰性）風土気候なのに、なぜコーヒーが好まれるようになったのでしょうか。それは、ヨーロッパの人は寒い気候に耐えるために陽性な食物を過剰に摂ったため、「陽が陰を引く」ということから、陰性なコーヒーがとても美味しく感じるようになったといえます。

仕事中は、とても緊張していて陽性な状態にあります。仕事が終わると体をゆるめて陰性な状態にしたくなるので、陰性なコーヒーが飲みたくなりますし、特に女性は、陰性な甘いお菓子なども食べたくなるかもしれません。

同じように仕事帰りにお酒を飲むという方も、陰性なお酒で体をゆるめてリラックスしてから家へ帰るといえるでしょう。

ただコーヒーやお酒で陰陽のバランスをとるということは、極陽と極陰でバランスをとるということです。普段マクロビオティックの食事をしていると、それほどコーヒーは飲みたくならないように、仕事においても少し気を楽にして働いたら、コーヒーは飲みたくならないかもしれませんね。

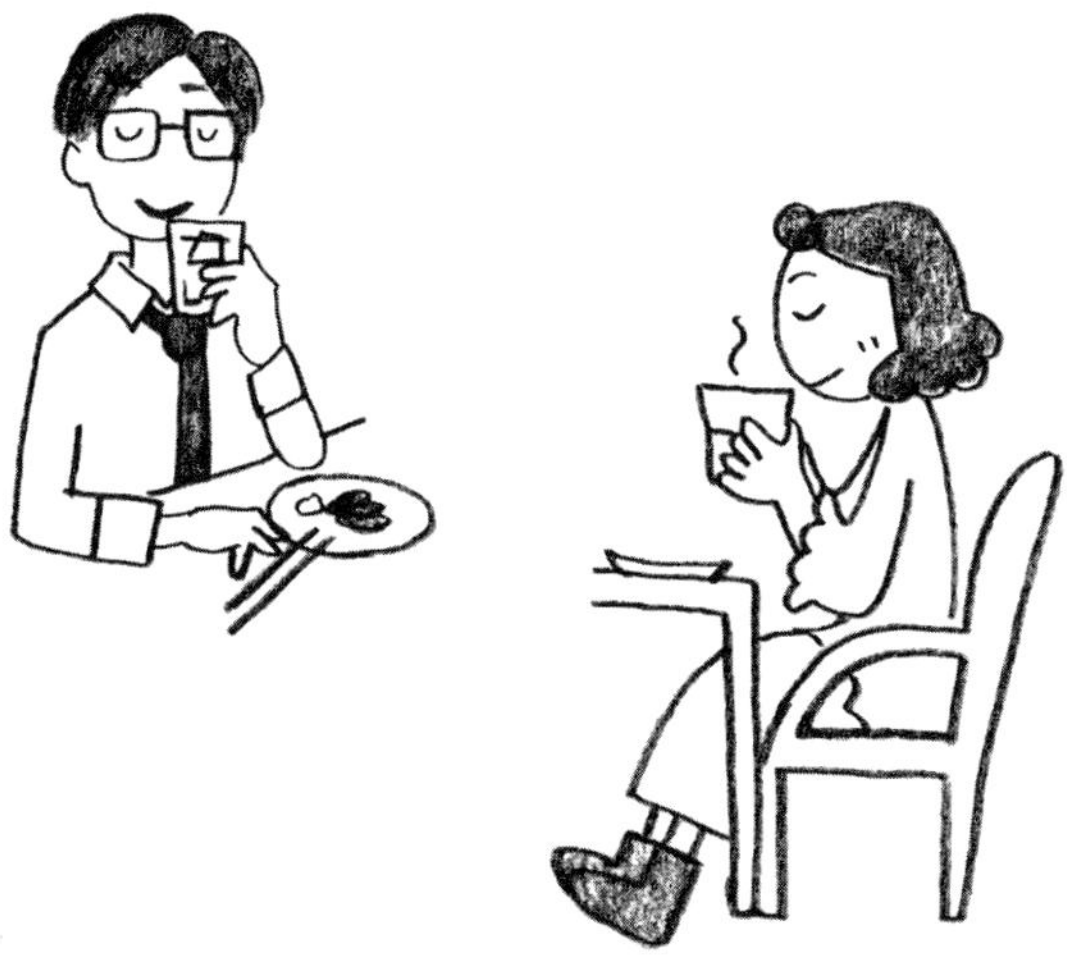

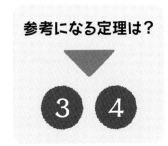

参考になる定理は？

▼

3 4

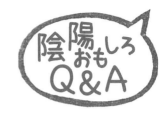

陰陽おもしろQ&A

健康

認知症の人はなぜ徘徊するのですか？

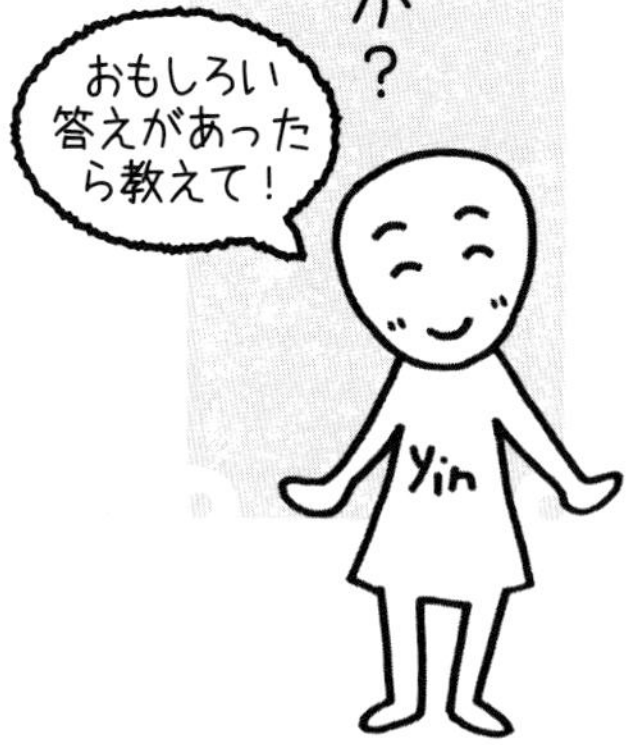

家に忘れ物をすれば取りに帰らなくてはなりません。ガスの火を消し忘れたかどうか不安になって、家に戻らなければ気が済まなくなることもありますね。人は物忘れがひどくなればなるほど、体を動かさなくてはならなくなります。

「ものを忘れる」ということは、体が陰性な状態になっているということ。例えば、甘いものを食べ過ぎたり、水分を取り過ぎたり、お酒を飲み過ぎたりすると、ボーっとして忘れ物をしたり、約束を忘れたりするものです。

そして「体を動かす」というのは陽性な行動です。つまり、「陰が陽を生ず」ということから、陰性になった体は、動くことで陽性にして自然に調和しようとします。陰性な頭で考えすぎている人は、自然と部屋の中を行ったり来たりして陽性な足を動かしますよね。

認知症の人の徘徊も、徘徊そのものが自然治癒力の現れといえます。意味もなくただ歩き回ることに意味があるのです。歩き回って体を陽性にして調和を図っているといえます。自然に何ひとつムダなものはないように、

わたしたちの体に起こる反応もムダがないことが、陰陽の観点からみるととてもよくわかります。

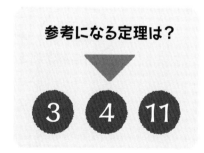

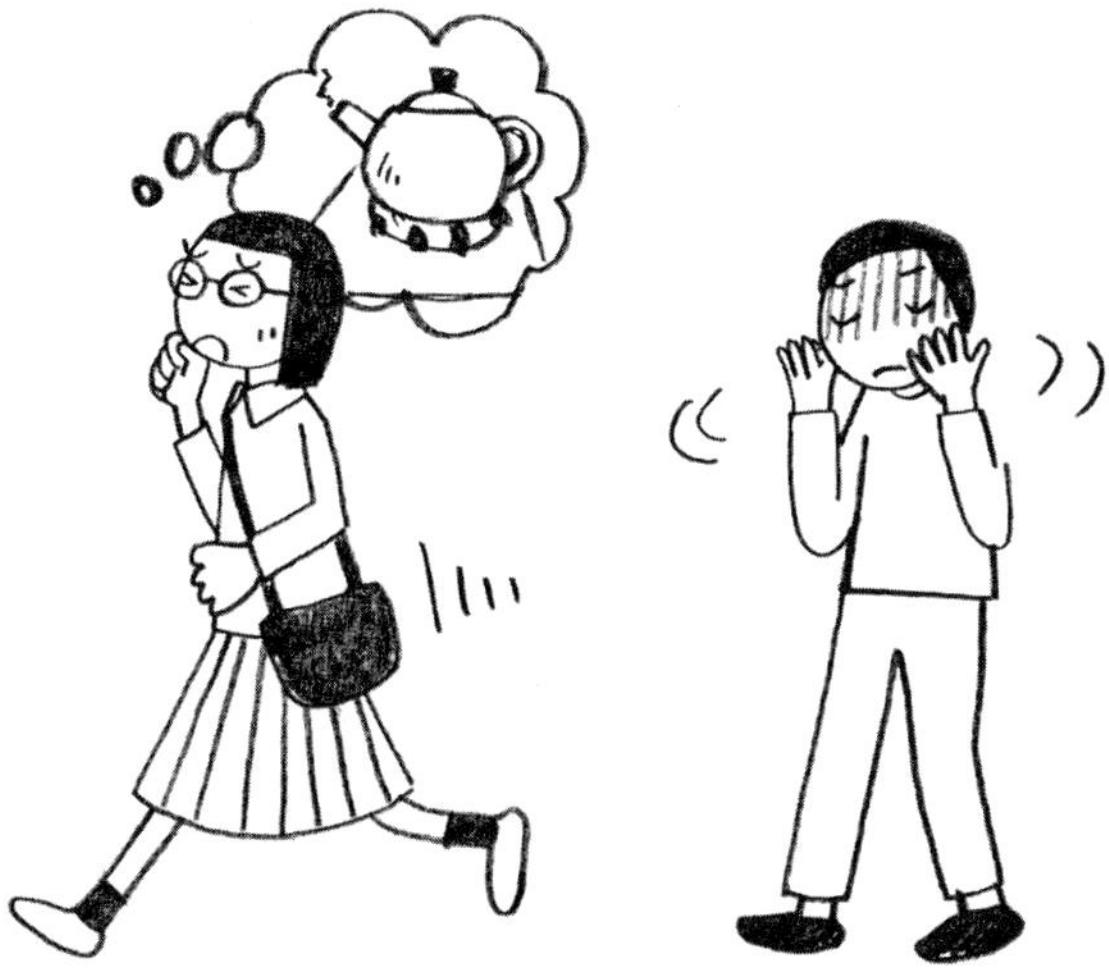

参考になる定理は？

3　4　11

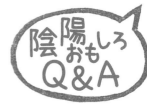

陰陽おもしろQ&A

習性

日本人はなぜ集団行動が得意なの？

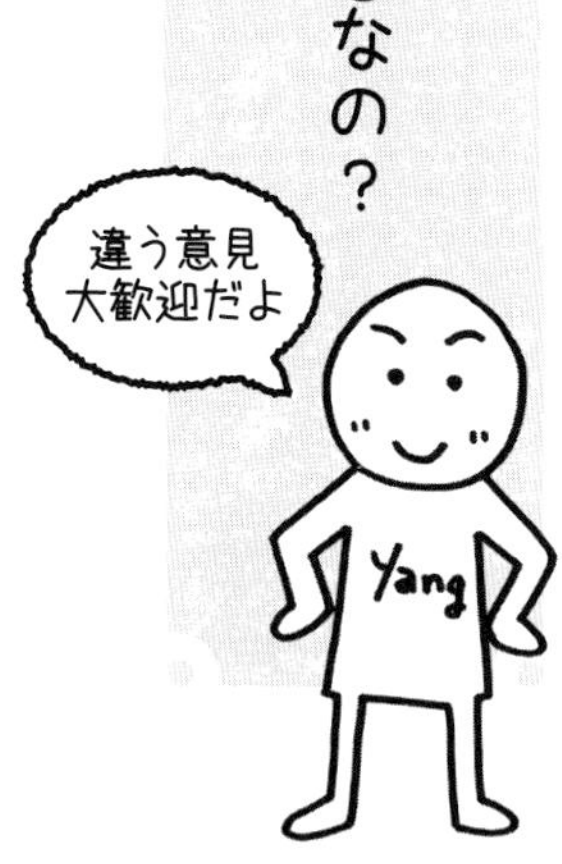

集団行動に対する言葉は、個人行動です。個人行動の得意な欧米人は、もともと寒冷で厳しい気候の中、少ない食糧を自分が生きていくためにいかに確保するかが大切でした。略奪も多いので他者に対して自分を守るという個人行動が得意になったと考えられます。

一方、南国の人は、気候が温暖で食べ物が豊富に採れるので、周りの人たちに分け与えて、みんなが家族のような集団意識を形成します。個人同士であまり争う必要がなく、おおらかに集団として暮らします。

陰性な気候が、求心力が勝った個や活発さを育てているのに対し、陽性な気候が、遠心力が勝った集団や不活発さを育てていることがわかります。

それでは日本人はどうでしょうか？　日本の気候は、寒さも暑さも同じくらいあります。つまり陰陽の両面の特性を持つことになります。温暖で豊富な食糧が集団意識を高めますが、寒冷で食糧がとれない時は動かざるを得なくなります。結果、集団でありながら行動ができる日本人特有の「集団行動」が形成されると考えられるのです。

集団行動とは欧米の価値観では否定的に捉えられますが、陰陽が調和した日本人の美徳ともいえるのです。

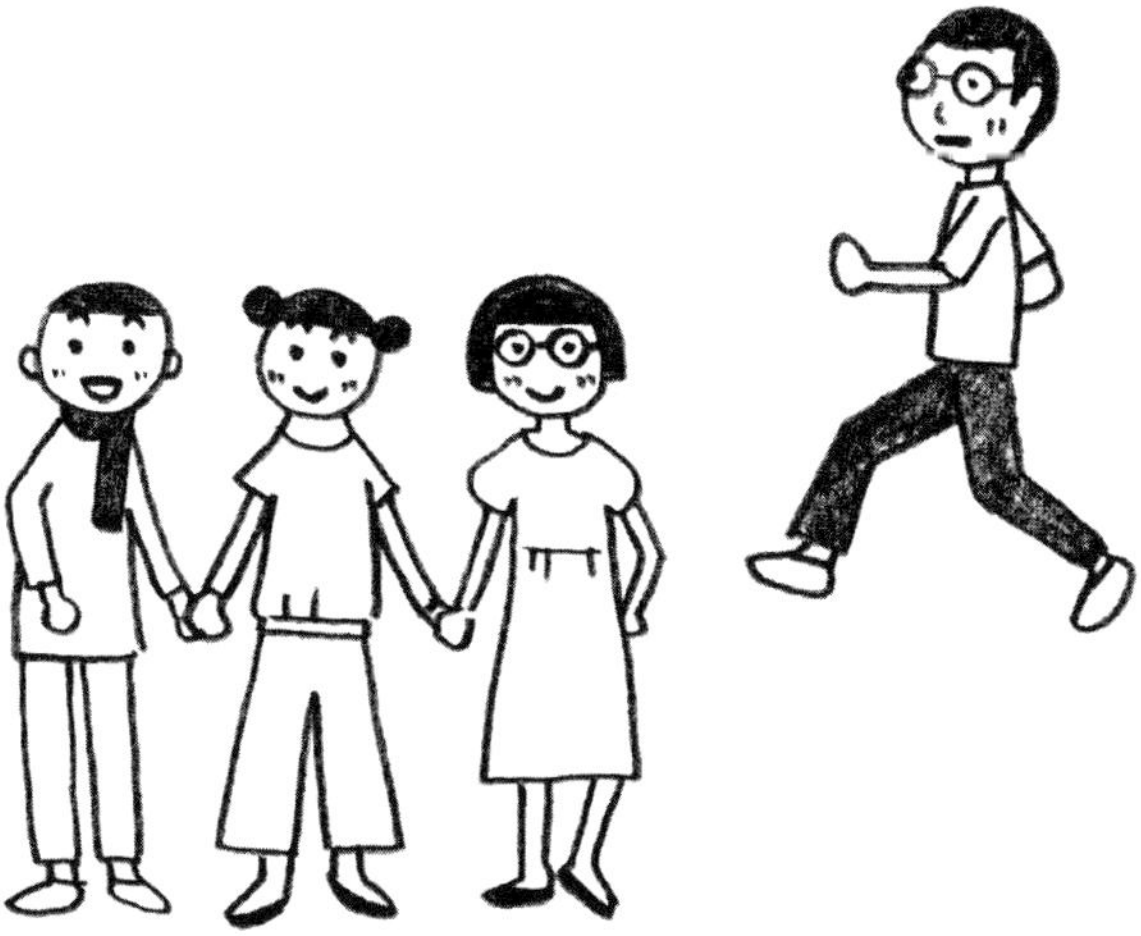

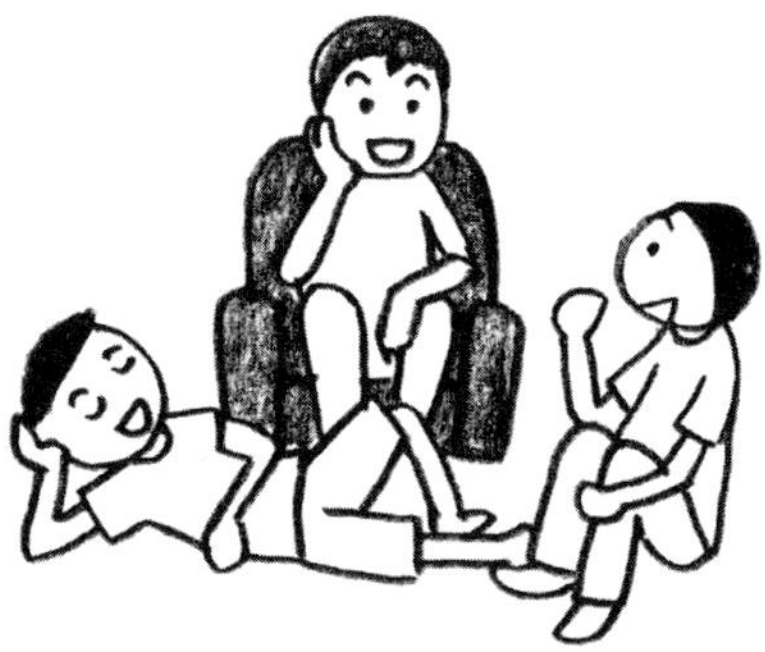

参考になる定理は？

▼

3　11

陰陽おもしろQ&A

自然

なぜ蜂の巣は六角形なのですか？

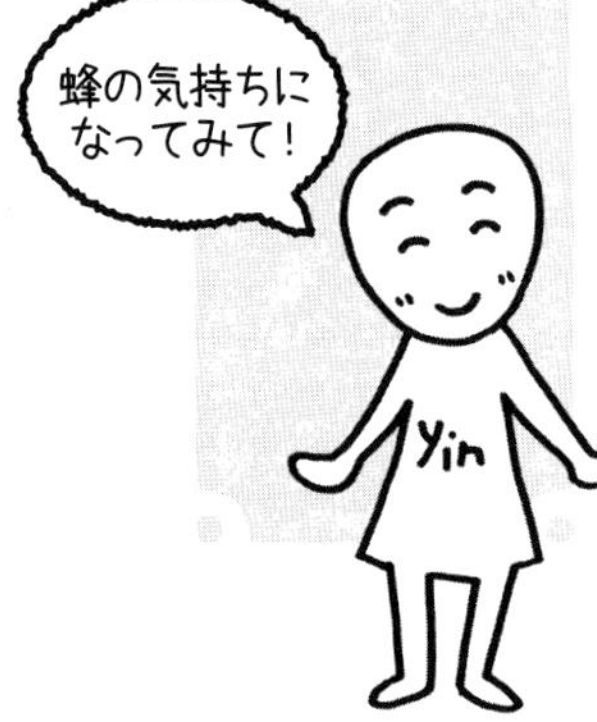

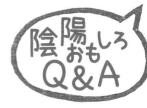

まず蜂の巣をよく観察して見てください。穴のひとつひとつは中空構造なのでより陰性な遠心力の影響を受けています。つまり、蜂は遠心力によるスパイラルの流れにそってまず丸い穴をつくっていると予想されます。

しかし、蜂が同じように隣で規則正しく丸い穴を作ると、ひとつの丸い穴に対して、6つの丸い穴ができます。その6つの穴がそれぞれ陰性な遠心力を発揮していると、それは同時に中心の丸い穴に対して均等な圧力という陽性な力に変換されます。この陽性な力と中心から広がる陰性な力が押し合いながら、それぞれの壁面を均等に押しつぶすと見事に六角形が現れます。

これが繰り返されることによってハニカム構造という陰陽が調和した美しくて、とても頑丈な蜂の巣ができるのです。

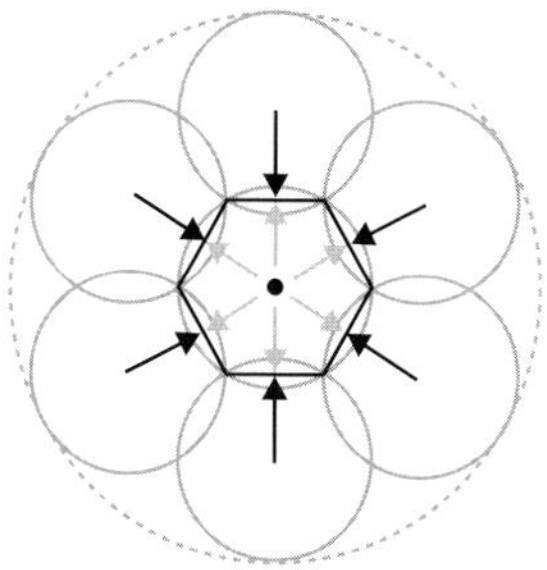

陰陽が調和した壁面が
均等に押しつぶされ、六角形が出現

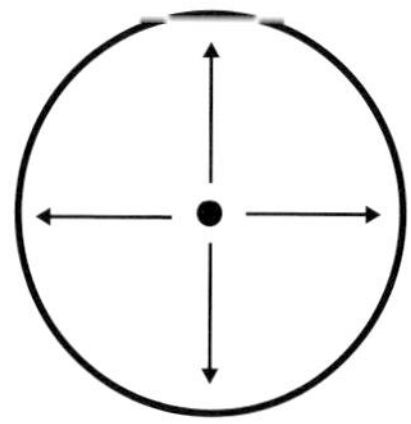

遠心力という陰性

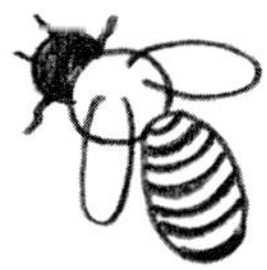

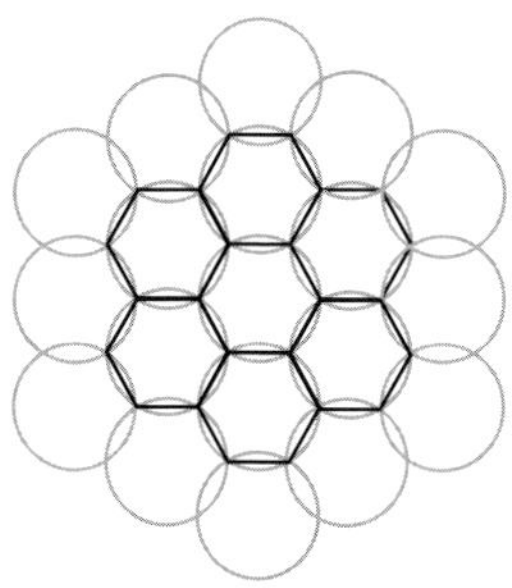

六角形の連続した
ハニカム構造ができる

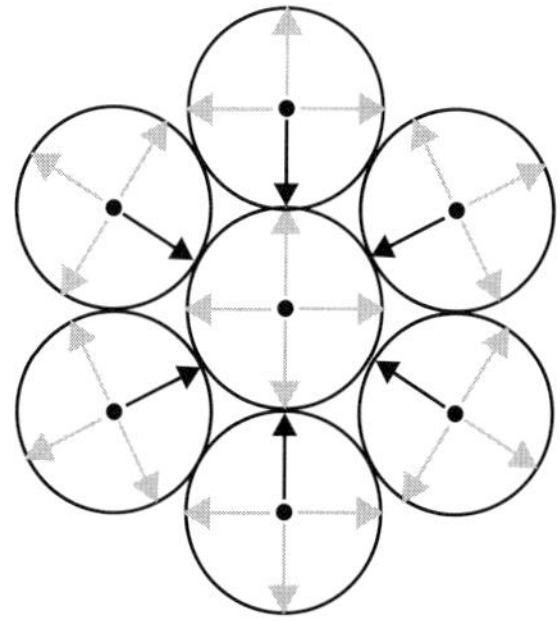

遠心性という陰性が
求心性という陽性に転じる

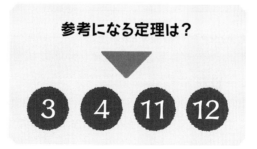

参考になる定理は？

3　4　11　12

Let's start Macrobiotic!

マクロビオティックをはじめよう！

日本CI協会

日本CI協会はマクロビオティックの創始者である桜沢如一（1893 ～ 1966）が創設した最も歴史あるマクロビオティックの普及団体です。

主な活動内容

✤マクロビオティック クッキングスクール リマ

桜沢如一夫人の桜沢里真が1965年に設立した歴史あるマクロビオティックの料理教室がマクロビオティック クッキングスクール リマです。穀物とその土地で採れた季節（旬）のものを伝統製法でつくられた塩・味噌・醤油などの調味料で陰陽のバランスをはかりながら、できるだけ皮も根も使って調理する方法や食物を使った手当法など、食で心とカラダをととのえる方法が学べます。

https://lima-cooking.com

はじめての方におすすめ

マクロビオティックの基本「体験レッスン」
マクロビオティックの考え方や食事法、調味料の選び方など、マクロビオティックの「基本のき」が分かる、ご試食つきレッスンです。
（毎月複数回開催、参加費 1,000 円、約 90 分）

✤マクロビオティック総合情報サイトの運営

マクロビオティックに関連する情報が満載のサイトです。

✤「桜沢如一資料室」

マクロビオティックの創始者 桜沢如一の著書や遺品など、貴重な資料を所蔵しています。資料室は閲覧できますので、当協会までお問合わせください。
サイトでは絶版になった書籍や音声も一部無料公開しています。

http://go-library.org

✤マクロビオティック関連書籍の発行／セミナーの開催など

クッキングスクール リマ 姉妹校のご案内

青森校 古川恵美子	030-0845 青森県青森市緑2-14-1 2F JR奥羽本線「青森駅」より車で15分 TEL:017-764-0211 FAX:017-764-0215 HP:https://www.macrobiotic-tachibanaya.com/ E-Mail:tachibanaya3@peach.plala.or.jp	毎週水・毎月1回土曜 各11:00〜15:00 ※詳細はお問い合わせください。
日立校	319-1221 茨城県日立市大みか町4-16-10 JR常磐線「大甕駅」から徒歩15分 TEL:0294-33-5591(FAX兼) HP:https://www.phare-pour-la-sante.com/ E-Mail:café_tsubaki@net1.jway.ne.jp	ベーシックⅠ・Ⅱ:火曜・土曜 アドバンス:日曜 ※詳細はお問い合わせください。
千葉校 角元康代	266-0005 千葉県千葉市緑区誉田町1-139-72 JR外房線「誉田駅」より徒歩13分 ※誉田・鎌取駅より路線バス有 TEL:043-300-5195(FAX兼)	第2金曜(月1回) 11:00〜(2時間半〜3時間) 3〜4名程度の少人数制・随時入校可
習志野校 加藤ゐくこ	275-0013 千葉県習志野市花咲1-14-16 JR幕張本郷駅より徒歩10分 TEL:047-472-1014(FAX兼) HP:http://sansho.org　E-Mail:ikuko@sansho.org	第1月曜(月1回)10:00〜13:00 ※定員5名以上で開催 ※詳細はお問い合わせください。 電話・FAX・メール等にてお申し込みください。
石神井校 中田はる	177-0041 東京都練馬区石神井町8-30-7 西武池袋線「石神井公園駅」より徒歩7分 TEL:03-3904-6130(FAX兼) HP:https://harunatural.wordpress.com/ E-Mail:oharu-nakada@nifty.com FB:「Haru Natural Food and Life」で検索 Instagram:http://www.instagram.com/haru_natural_life/	ベーシックⅠ・Ⅱ:隔週火曜・土曜 アドバンス:月1回 火曜・土曜 キッズコース:第3日曜　各10:30〜13:00
藤が丘校 櫻井裕子	田園都市線「藤が丘駅」より徒歩5分 HP:https://yukosakurai.jimdofree.com E-mail:nagomi.macrobiotic@gmail.com FB:https://facebook.com/nagomi.macrobiotic	ベーシックⅠ・Ⅱ・アドバンス 各11:00〜14:00 ※詳細はお問い合わせください。
富士宮校 松永早穂理 平戸育子	418-0061 静岡県富士宮市北町4-13 富士グリーン2階 JR身延線「富士宮駅」より徒歩20〜30分/バス10分 TEL:0544-22-3741(FAX兼) HP:https://fuji-green.com/	ベーシックⅠ:第1水曜 ベーシックⅡ:第2水曜 (担当:清水美佐) アドバンス:第3水曜(担当:平戸育子) 各10:00〜14:00 ※詳細はお問い合わせください。
名古屋校 大島弘鼓	466-0022 愛知県名古屋市昭和区塩付通4-19 ハイツ塩付 自然食BIO 地下鉄「御器所駅」3番出口より徒歩7分 TEL:052-842-5010　FAX:052-842-5024 HP:https://www.s-bio.jp/　E-Mail:info@s-bio.jp	ベーシックⅠ・Ⅱ:土曜開催 (担当:岡本文子) アドバンス:水曜・土曜開催 (担当:大島弘鼓) ※詳細はHPでご確認ください。
東三河校 加藤由希子	441-3503 愛知県田原市若見町権亟地80番地 organic&macrobiotique MEGURIYA TEL:0531-45-3069(FAX兼) HP:https://meguriyaorganic.com E-Mail:meguriya.organic@gmail.com	ベーシックⅠ・Ⅱ隔週開催 (4月・10月開講) ※詳細はHPでご確認ください。
大分校 安部智恵子	870-0126 大分県大分市横尾4266 TEL:097-529-6886　FAX:097-520-2597 HP:http://tsurukame-m.com E-mail:chie4232@yahoo.co.jp	※詳細はお問い合わせください。
鹿児島校 川上祐喜子	895-2526 鹿児島県伊佐市大口宮人1726-10 大口食養村 TEL:0995-28-2708　FAX:0995-28-2872	※詳細はお電話でお問い合わせください。
沖縄校 長嶺弘子	904-0314 沖縄県中頭郡読谷村古堅851 清流舎 大湾バス停下車徒歩15分 TEL:098-956-4000 HP:http://seiryusha.com	※詳細はお問い合わせください。

マクロビオティックの陰陽がわかる本

2015年 4月24日 初版発行
2023年 1月10日 初版第3刷発行

発行所 日本CI協会 〒153-0043 東京都目黒区東山三丁目1番6号
電話 03-6701-3285

印刷・製本 図書印刷株式会社

監修 陰陽研究会
勝又靖彦
尾形妃樺怜
小林薫音満
磯貝昌寛
高桑智雄

イラスト 石渡希和子
デザイン 久野大輔（d-concent）

参考文献 「無双原理易」「宇宙の秩序」「東洋医学の哲学」
著者：桜沢如一／発行：日本CI協会